アンダートリアージを回避せよ！
トリアージナースのための
臨床推論

アセスメント
スキルが
ぐんぐん高まる

トレーニング
ブック

神戸市立医療センター中央市民病院・
救命救急センター
監著 有吉 孝一
著 水 大介　柳井 真知

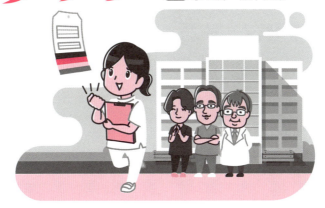

金芳堂

# 序文

## 「コーベ・ブルー」へ捧ぐ

　わがER，神戸市立医療センター中央市民病院 救命救急センターの受診者統計では，毎年2名程度の方が病院に向かうタクシー内や待合室で心肺停止になります．心筋梗塞や大動脈解離などの重症心疾患，くも膜下出血，脳梗塞など，重症神経疾患もそれぞれ200人くらいの患者さんが自力受診します．重症外傷でさえ20人近くの患者さんが救急車を使いません．これらの患者さんを最初に診るのはトリアージナースです．

　皆さんは大ヒットテレビドラマ「コード・ブルー」のようにドクターヘリに搭乗したり災害現場に赴いたり，フライトナースやDMAT隊員に憧れて救急ナースを目指しているのかもしれません．もしかすると，ERで明らかな軽症患者や泥酔者を相手にするのは不本意と感じることがあるかもしれない．けれども気づいてほしい．ドクターカーやドクターヘリで搬送される重症症例のみを対象とする救急医療では，カバーできない患者さんたちが今日も存在するのです．

　社会のセーフティネットを構築するためには高い専門知識と経験をもったトリアージナースが必要です．不満を言わず昼夜いそしんでいる当院のトリアージナースを，私はひそかに「コーベ・ブルー」と呼んでいます．

有吉孝一

# 著者・登場人物プロフィール

**水 大介**（みず だいすけ）

兵庫県神戸市出身．2004年神戸大学医学部卒業．神戸市立中央市民病院で初期研修後，同病院で救急医療に従事．2018年より現職．日本救急医学会専門医・指導医，日本集中治療医学会集中治療専門医，日本内科学会総合内科専門医．初期研修で救急・集中治療の面白さにどっぷり浸かり，そのまま離れられなくなった．座右の銘は「倒れるときは前のめり」．

**柳井真知**（やない まち）

兵庫県芦屋市生まれ，山口県美祢郡育ち．2000年神戸大学医学部卒業．医学博士．神戸市立中央市民病院，聖マリアンナ医科大学 救急医学講師を経て2017年より現職．日本救急医学会指導医・専門医，日本集中治療医学会集中治療専門医，日本内科学会総合内科専門医，日本感染症医学会専門医．医療アクセス不良の地で思春期を過ごしたため，とりあえずどこでも誰に対しても役に立てそうな救急医を志す．座右の銘は「keep calm and carry on（落ち着いて，やるべきことをやる）」．

**有吉孝一**（ありよし こういち）

福岡県宗像市出身．1991年福岡大学医学部卒業．医学博士．沖縄県立中部病院，神戸市立中央市民病院，佐賀大学医学部准教授などを経て2010年より現職．日本救急医学会専門医・指導医，同病院臓器提供対策室長，京都大学臨床教授なども務める．2016年度神戸市救急防災功労者表彰．座右の銘は「躓く前に跳べ！」と「人類はお互いのために創られた．教えよ．さもなくば耐え忍べ――マルクス・アウレリーウス『自省録 第8巻59節』」．

**ナース**

熊本県上益城郡出身．2015年ナース大学看護学部卒業．東京都内の救急医療施設に勤め，救急看護師となる．2016年に起きた熊本地震で地元が被災地となって以来，災害支援の重要性を再認識した．現在，災害支援ナース資格の取得を目指し日々勉強に励んでいる．座右の銘は「やってやれないことはない，やらずにできるわけがない，失敗は成功のもと」．

# 目次

## 1章　トリアージの基本を押さえる

### 1.トリアージの基礎知識 ……………………………………………………… 2
トリアージってどんなもの？　危険な疾患を見抜くために… …………… 2
トリアージ基準とエビデンス　どのトリアージシステムが一番いいの？ …… 6
トリアージってどうやるの？　いざ実践！ …………………………………… 9
うまくトリアージをするための心構え　コツと注意点 …………………… 12

### 2.最初に診（視）ること・考えること ………………………………………… 16
バイタルサイン　ほんの一握りを見逃さないための基本中の基本 ……… 16
第一印象　ABCD を迅速に判断しよう ……………………………………… 20
問診　系統立てた問診で，危険な病歴を察知しよう！ …………………… 24
小児の注意点 …………………………………………………………………… 28
高齢者の注意点 ………………………………………………………………… 34

## 2章　実践トリアージ！　臨床推論トレーニング

### 1.これは!!（典型例）と，ひょっとして!?（非典型例）………………………… 38
発熱 ……………………………………………………………………………… 38
意識障害 ………………………………………………………………………… 51
頭痛 ……………………………………………………………………………… 62
めまい …………………………………………………………………………… 70
失神 ……………………………………………………………………………… 80
咽頭痛 …………………………………………………………………………… 92
胸痛 ……………………………………………………………………………… 99
呼吸困難 ……………………………………………………………………… 109
腰背部痛 ……………………………………………………………………… 118
腹痛 …………………………………………………………………………… 126
嘔気・嘔吐 …………………………………………………………………… 137

i

小児 ································································· 145

高齢者 ····························································· 162

外傷 ································································· 176

妊婦 ································································· 188

## 2.マイナーエマージェンシー ······················· 200

眼科 ································································· 200

耳鼻科 ····························································· 211

皮膚科 ····························································· 222

泌尿器科 ·························································· 234

精神科 ····························································· 244

## おわりに ····························································· 258

## 索引 ································································· 259

## コラム　Dr.柳井のワンポイントレクチャー

砦としてのトリアージ ⋯⋯⋯⋯⋯⋯⋯⋯⋯⋯⋯⋯⋯⋯⋯⋯⋯ 5

患者さんは結構，待っている ⋯⋯⋯⋯⋯⋯⋯⋯⋯⋯⋯⋯⋯⋯ 8

「戦い方は教えた．戦うのはお前だ」 ⋯⋯⋯⋯⋯⋯⋯⋯⋯⋯ 11

最後の晩餐方式 ⋯⋯⋯⋯⋯⋯⋯⋯⋯⋯⋯⋯⋯⋯⋯⋯⋯⋯⋯⋯ 15

基本の基本，感染対策 ⋯⋯⋯⋯⋯⋯⋯⋯⋯⋯⋯⋯⋯⋯⋯⋯⋯ 17

頻脈じゃなければ大丈夫？ ⋯⋯⋯⋯⋯⋯⋯⋯⋯⋯⋯⋯⋯⋯⋯ 22

治療学から診断学へ ⋯⋯⋯⋯⋯⋯⋯⋯⋯⋯⋯⋯⋯⋯⋯⋯⋯⋯ 27

泣かせてはいけない ⋯⋯⋯⋯⋯⋯⋯⋯⋯⋯⋯⋯⋯⋯⋯⋯⋯⋯ 32

敗血症〜どこから来てどこへいくのか？〜 ⋯⋯⋯⋯⋯⋯⋯ 48

意識障害≠頭蓋内疾患！　大原則，のはずが… ⋯⋯⋯⋯⋯ 59

五感，じゃなくて四感を使おう！　トリアージ！ ⋯⋯⋯⋯ 60

めまい七変化 ⋯⋯⋯⋯⋯⋯⋯⋯⋯⋯⋯⋯⋯⋯⋯⋯⋯⋯⋯⋯⋯ 79

失神＝頭部CT，とは限らない ⋯⋯⋯⋯⋯⋯⋯⋯⋯⋯⋯⋯⋯ 91

寝かせれば楽になる…とは限らない！ ⋯⋯⋯⋯⋯⋯⋯⋯⋯ 108

腹痛は，アッペに始まりアッペに終わる ⋯⋯⋯⋯⋯⋯⋯⋯ 136

子どもは何でも口にする ⋯⋯⋯⋯⋯⋯⋯⋯⋯⋯⋯⋯⋯⋯⋯ 160

熱中症？　低体温？　ちょっと待った！ ⋯⋯⋯⋯⋯⋯⋯⋯ 174

女性を見たら妊婦と思え!? ⋯⋯⋯⋯⋯⋯⋯⋯⋯⋯⋯⋯⋯⋯⋯ 199

過換気の落とし穴 ⋯⋯⋯⋯⋯⋯⋯⋯⋯⋯⋯⋯⋯⋯⋯⋯⋯⋯⋯ 256

## 救急センター長"Dr. 有吉"のひとこと

「傷つき恐れる患者の家族もまた患者である」　36／発熱患者で大事なこと
は…　47／めまいの患者さんでは…　77／失神の中では…　89／まさか
の心筋梗塞！　98／スピードを出すべきとき，胸痛　107／自分が深呼吸
をしてから…　117／まさかの心筋梗塞！　再び！　135／高齢者の処方
144／お説教≠患者教育　158／気にかけてあげてください　172／子癇！
アカン！　198／患者さんへの声かけを忘れずに　210／免疫獲得情報を
知っていますか？　233／反射的に動きましょう　233／セキュリティ対
策も必要です　255

# 1章 トリアージの基本を押さえる

「スピードが必要な時にスピードを出す．
これをスピードがあるという」

ジョー小泉　ボクシング評論家

　トリアージでは確定診断をつける必要はない．こうよく言われますが，その一方で疾患を思い浮かべることができなければ，緊急度の判定が難しいのも事実です．ここではバイタルサインと問診から危険な疾患を鑑別診断にあげるためのコツと注意点を対話とコラムで説明します．鑑別診断がつけられるけどトリアージは速くできるのが目標です．トリアージナースは患者さんと周囲の方々からの「早く医師に診せて」というプレッシャーを日々受けています．本章を読了した後は，スピードを出すべきところはどこかが理解できると思います．ところで，著者の水先生は真面目な人で酒と女と冗談が苦手です．けれども最初の章なので，頑張って入れたオヤジギャグが1ヵ所だけあります．探してみてください．

1. トリアージの基礎知識
2. 最初に診（視）ること・考えること

# 1 トリアージの基礎知識

## トリアージってどんなもの？
### 危険な疾患を見抜くために…

 そもそもトリアージってどんな意味ですか？

 トリアージとはフランス語の「triage」に由来し，「選別」するという意味ですよ．

**ナース** そういえば，この間，トリアージをしていたら，患者さんの付き添いの方から「早く診ろ！」といって怒鳴られたんですけど…怖かった．

**Dr.水** 救急外来を受診する患者さんは，「自分は早く診てもらわないと危険なのではないか」と不安がいっぱいなのです．トリアージが施行されなければ，救急車で来院した患者さんを含め順番を待ってもらわなければなりません．心筋梗塞やくも膜下出血などの患者さんは救急車で来院するとは限らないということはご存じの通りです．

**ナース** トリアージを行うときに大事なのはどんなことでしょうか？

**Dr.水** 救急外来での診療は，まず患者さんの診療・治療の優先順位を決めることからすべてが始まるといっても過言ではありません．また**診療・治療の優先順位を決めるだけではなく，適切な診療場所や医療資源を考える**ことも忘れてはいけないですね．呼吸困難感が強い患者さんを通常の待合室で待たせていてはいけません．また低酸素を認めるような状態

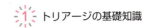

であればすぐに酸素投与を開始する必要もあります．

**ナース**　待合室が混んでいるとプレッシャーが尋常じゃありません．

**Dr.水**　通常の待合室で待たせている患者さんにも気を配る必要がありますよね．最初は軽症と考えていても時間の経過で状態が変わってしまうことも経験します．もちろん患者さんは一人ではありませんから，全体を観察しておく力が必要です．

**ナース**　こうしてみると危険な疾患を見抜くため，そしてスムーズに診療を行うためにはトリアージが欠かせないということが改めてわかりました．

### メモ　トリアージの目的
- 診療・治療の優先順位を決定する
- 適切な待合・診察場所を決定する
- 必要な人的・物的資源を早期に提供する

**ナース**　重要性は理解できますが，私でもできるものでしょうか？

**Dr.水**　トリアージは誰にでもできます．もちろん勉強と経験は必要ですけどね．トリアージを行うにあたって求められる能力は多くあります．
　患者さんの状態を観察し話を聴取することで緊急度を判断する観察力や判断力，コミュニケーション能力は欠かせません．また患者さんだけでなく，他の看護師や医師との連携も必要ですから普段から協力しあうことも重要ですね．待合室で状態が悪化する可能性がありますので，急変対応能力が必要であることもいうまでもありません．後述しますが，

**1章** トリアージの基本を押さえる

臨床推論能力も重要です.

---

**メモ トリアージナースに求められる能力**

観察力, 判断力, コミュニケーション能力, 急変対応能力,
臨床推論能力

---

**Dr.水**　これらは一朝一夕で身につくわけではありません. この本でしっかりポイントを押さえながら経験を積んでいきましょう‼

# 1 トリアージの基礎知識

**コラム** 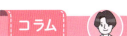 **Dr. 柳井のワンポイントレクチャー**

## 砦としてのトリアージ

　重症患者さんを速やかにかつ的確に選別し，迅速な診断，治療に結び付けること，これはトリアージの最も大切な役割のひとつです．
　しかし，トリアージにはもうひとつ大事な意味があります．

　集団災害のトリアージ講習に参加した経験がある方なら思い出すと思うのですが，黒（死亡），赤（最優先で処置が必要），黄（優先度は低いが処置が必要），緑（軽症で処置は簡単でよいか不要）に患者さんを分けた場合，緑に選別された患者さんが医療者のいるところに押し寄せてきて，収拾がつかなくなった経験はないでしょうか．実際，病院でも待合室の患者さんが増えてくれば同様の混乱が起こり得ます．
　あるトリアージナースが語った言葉です．

　「トリアージナースの仕事は重症の患者さんを早く見つけることと思われがちですが，それと同じくらい大事なのは非緊急の患者さんたちに安心して待ってもらうことです．非緊急の患者さんも，早く診てほしい気持ちは同じです．そしてそういう患者さんのほうが緊急の人より数は多いものです．その患者さんたちが"早く診てほしい"と，我も我もと診察室に押し寄せたら大変なことになり，緊急処置の必要な患者さんの対処に支障が出てしまいます．お待たせはするけれど，必ず診察してもらえます，あなたは待っても大丈夫な状態なんですよ，と患者さんに納得してもらうこと，そのためには自分たちのトリアージに責任と自信をもたなければいけないといつも思っています」．

　トリアージ，それは選別だけでなく砦の意味も持つ言葉なのです．

**「患者さんや家族の心配，不安を解消せねば再受診を防げない」**

　　　　　　　　　　　　　　　　　　　　　　　　　　市川光太郎

**1章** トリアージの基本を押さえる

# トリアージ基準とエビデンス
### どのトリアージシステムが一番いいの？

　　現在国内ではトリアージのひとつのツールとしてJTAS（Japan Triage and Acuity Scale）が使用されています．しかし，すべての病院で統一されたツールではありません．2012年時点ではJTASを利用している病院は21％程度にとどまるという報告もあります[1]．

　　病院の患者さんの背景や診療体制に合わせた独自のトリアージ実施基準を用いている病院も多いのが現状なんですね．そういえば，私たちの病院もJTASを参考にしながら，独自のトリアージツールを使っていますものね．

**Dr.水**　そうですね．JTASを導入することで，トリアージの質が改善されるかどうかはまだ定かではありません[2,3]．JTASが導入され始めてから，数年しか経っておらず，私たちの病院のように，JTASの導入以前からトリアージを行ってきた病院もありますので，トリアージ方法は多様性があって仕方がないと思います．JTASを使用するより，独自のトリアージシステムを用いるほうが慣れていて使いやすく，うまく機能しているということもあるでしょうから．

**ナース**　結局トリアージシステムはどうしたらいいのでしょう？

**Dr.水**　現在のところ，このトリアージ方法が一番いいというエビデンスはありません．緊急度も2段階から5段階まで，病院によって異なることもあります．どれがいいという明確な答えは得られていません（世界標準では5段階が多いですが）．JTASの緊急度は5段階で，緊急度が高くなるにつれて入院率やICU入室率も高くなることが報告されています[4]．実臨床には非常に役立つツールです．一方で小児ではJTAS通りに行うと

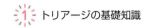

オーバートリアージが多くなる[5] という"注意点"あります．

**ナース** どのようなトリアージシステムを使っても間違いではないということですね．

**Dr.水** はい．重要なことは緊急性の高い病態を見逃さないシステム作りが重要なのです．その点で標準ツールとして開発されたJTASは有効かもしれません．

　教育という点も重要ですね．JTASならば，標準化されたプロバイダーコースが全国で開催されています．独自のトリアージシステムでも，自施設でうまく教育体制を整えて継続性を持つことが大事なことだと思います．

## コラム　Dr. 柳井のワンポイントレクチャー

# 患者さんは結構，待っている

　トリアージにどれくらいの時間をかけてよいのか，悩んだことはありませんか？　適切な判断をするためには時間をかけていろいろ聞いておきたい．でも，時間をかけることで正式な診断や治療にたどり着くのが遅れてしまってはいけない．そんなジレンマに日々悩んでいるトリアージナースも多いと思います．

　一般的に，A（気道），B（呼吸），C（循環），D（意識）の異常をさっと見て判断するのに数秒から5秒，そこで緊急性が高くないと判断した場合，患者さんの到着からトリアージ終了までだいたい10〜15分程度，とされているようです（The Canadian Triage and Acuity Scale）．

　これについて興味深い短報があります．年間54,000人が訪れるアメリカの三次救命センターで，トリアージブースでのトリアージが可能と判断された患者さんが，病院に到着してからトリアージを受けるまでの時間は中央値で11分だったというのです．この時間はその前の1時間に来院した患者数が増えれば増えるほど，当然のことではありますが，長くなっていきました（West J Emerg Med. 2015;16:39-42）．待っていた患者さんの中に緊急度，重症度の高い患者さんがどれくらい含まれていたかについては書かれていませんが，当然そういう患者さんもいたと想像されます．

　待ち時間に11分かかるとなると，トリアージ目標の10〜15分まで，残り数分前後の間にバイタルサインをとり，問診をし，適切な緊急度，重症度を判断しなければいけないことになります．これはなかなか厳しい時間制限ですね．

　実際，救急の現場は常に時間と数との闘いです．患者さんが増えたからトリアージが不十分だとか，適切な治療を提供できなかったという言い訳が通用しない場所です．まず皆さんの職場で，来院からトリアージまでどれくらいの時間がかかっているか，トリアージ自体にどれくらいの時間をかけているか調査してみてはいかがでしょうか．そして祝休日，年末年始など患者さんが増えたとき，トリアージまでの時間が延びていかないように，第二のトリアージナースを送り込めるよう準備しておくなどの工夫も有効でしょう．

　時間を意識しながらも，質の高い医療の提供をする，これが急性期をみる医療現場に求められていることなのです．

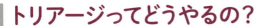 トリアージの基礎知識

# トリアージってどうやるの？
### いざ実践！

 トリアージの流れは次のようになります．

### メモ　トリアージの流れ

- 第一印象の判断
- 感染管理
- バイタルサインの確認
- 問診・身体診察
- 痛みのレベル・既往歴などの補足因子
- トリアージレベルの決定
- 診療場所，人的・物的資源の決定

**ナース**　多くのことを評価しないといけないですね．大変そう〜．

**Dr.水**　そうですね．でも，緊急度を判断するのが目的ですから，たくさん時間をかけることはできません．**5〜10分以内にトリアージを終えることを目標**にしましょう．
　トリアージで重要なことは，**緊急度の高い病態を見逃さずに，適切に判断する**ことです．時間をかけることができないため，**緊急性の高い病態やよく遭遇するcommon diseaseを常に意識しながら行う**必要があります．ちなみにcommon diseaseは，感冒や胃腸炎など，日常的に高頻度で遭遇する疾患のことです．「痛みに対する緊急疾患とcommon disease例」を挙げてみます（**表1**）．このように，最初に緊急疾患とcommon diseaseを数例挙げられるようにしておきましょう．

**1章** トリアージの基本を押さえる

**表1** …各主訴から考える緊急疾患と common disease 例

| 症状 | 緊急疾患 | common disease |
|------|----------|----------------|
| 頭痛 | 脳卒中，髄膜炎，脳腫瘍，緑内障発作など | 一次性頭痛（片頭痛），副鼻腔炎，薬剤性 |
| 咽頭痛 | 急性喉頭蓋炎，扁桃周囲膿瘍，アナフィラキシー，放散痛など | 咽頭扁桃炎，異物 |
| 胸痛 | 心筋梗塞，大動脈解離，肺塞栓症，食道破裂など | 特発性，逆流性食道炎，帯状疱疹，肋間神経痛，肺炎・胸膜炎，肋骨骨折 |
| 腹痛 | 大動脈疾患，腹膜炎，消化管穿孔，腸管虚血，膵炎，卵巣捻転など | 特発性，胃腸炎，虫垂炎，胆石，尿管結石など |
| 四肢・関節痛 | 化膿性関節炎，壊死性筋膜炎，下肢動脈血栓症 | 蜂窩織炎，結晶性関節炎，変形性関節炎 |

**ナース** まさに「臨床推論」ですね！ 問診や身体診察では特に重要だと思います．問診や診察をしているときに，「いろいろな情報がありすぎて整理がつかない…（パニック）」なんてことがありました．多くの情報の中から，**病態に特徴的なキーワードや危険なサイン（red flag）を示す情報をうまく拾い上げる**ことができる技術を磨かないといけないですね…．

**Dr.水** そうですね．そうした技術は一朝一夕で身につくものではありません．多くの参考書を読んで知識を得ても，それを実臨床で使えなければ意味をなしません．そして，患者さんの多くは参考書通りの症状では来院してくれないのは言うまでもありません．

多くの患者さんを診て経験値を上げていくことが大事なのです．頑張りましょう！

## コラム Dr. 柳井のワンポイントレクチャー

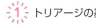

# 「戦い方は教えた．戦うのはお前だ」

　トリアージナースが限られた時間の中で患者さんの話を聞き，バイタルサインをとり，的確に緊急度を決めていく姿はかっこいいものです．しかし彼ら彼女らにも悩みや不安は当然あります．あるベテラントリアージナースの言葉です．

　「看護師にとって，あのトリアージブースの中に"一人でいる"ということ自体，普通じゃないことなんです．看護師は普段チームの一員として動き，必ずリーダーに報告し，指示を受けます．リーダーの看護師は医師から指示を受けます．一人みんなから分離された空間で，一人で判断する．そのこと自体全くこれまでの働き方と違って，最初は戸惑いましたし，何より不安でした」

　スパルタ親父が娘二人を世界レベルのレスリング選手に育て上げる実話をもとにしたインド映画『ダンガルきっと，つよくなる』のクライマックスで，強敵を相手に苦戦する娘に対し，父親が心の中でつぶやく言葉が印象的です．

　「戦い方は教えた．戦うのはお前だ」

　トリアージブースではたしかに患者さんを前に一人である意味「戦わなければ」なりません．そのためのトレーニングを受け，みんなが認めたからこそ，トリアージナースはそこにいるのです．その判断に自信を持ってよいのです．そして，決して一人ぼっちではありません．どうしても迷うときは助けを求めればいいのです．医師にとっても「この患者さん，ちょっと判断に悩むんですが…」と早めに声をかけてもらったほうが，早く患者さんの存在を認識できて助かります．戦いつつも，助けを求める判断が冷静にできること，それがトリアージナースに求められるバランス力だと感じます．

1章 トリアージの基本を押さえる

# うまくトリアージをするための心構え
### コツと注意点

　トリアージを行ううえで肝に銘じておかないといけないことは，**アンダートリアージをなくす**ことです．そのためには，以下のようなポイントを身につけるようにしておきましょう．

> **Point　トリアージのコツ**
> 
> - バイタルサインと第一印象を徹底する．ここに異常があればトリアージは緊急度以上！　診察室に入れて監視しよう！
> - ハイリスク患者さんを知ろう
> - 直感を大事にしよう

　バイタルサインと第一印象を徹底することが重要です．後でもう少し詳しくお話ししますが，バイタルサインに明らかな異常があればそれ以上の問診や診察は中断し，すぐに診察室に入れて医師の診察をお願いするか，モニター監視を行うようにしてください．

　第一印象も同様ですよね．そして第一印象では，「何かおかしい」という皆さんの直感も大事になります．直感とは少し違うかもしれませんが，**トリアージナースがトリアージ時に「入院が必要になる」と考えた場合，その患者さんが入院になる正確性は高い**という報告もあります[6]．ただし，「なんとなく大丈夫そう」という直感は危険ですのでやめましょう．患者さんを過小評価することでアンダートリアージを生み出してしまう可能性があります．あくまでも「何かおかしい」という直感を利かせるようにしてください．そして，その直感は当たっているのです．

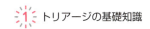

 私にはそんな直感があるは思わないんですけど….

**Dr.水** 最初はそう感じても仕方ありません．直感は多くの経験から鍛えられます．一朝一夕ではなかなか身につかないかもしれませんが，頑張ってください．

次にハイリスク患者について知っておきましょう．これはトリアージの「補足因子」と捉えることができます．疼痛の程度や出血因子などが代表的ですが，基礎疾患や社会的背景にも注意するようにしましょう．

### メモ ハイリスク患者

- 泥酔・薬物中毒患者
- 精神疾患
- 頻回受診患者
- 超高齢者や低月齢患者
- 重症基礎疾患（免疫不全，透析患者，心・肝不全，癌末期患者）
- 高エネルギー外傷患者

こうした患者さんでは，トリアージレベルを一つ上げることを考慮してもいいでしょう．

**ナース** なるほど．精神疾患患者さんや頻回受診患者さんでは，「精神疾患」，「いつもと同じ」という先入観がどうしても入ってしまいます．そうした先入観にとらわれないようにすることも大事ですよね．

**Dr.水** 全くその通りです．また，残念ながらトリアージの段階で，緊急性は高くないと判断しても，早く診察するように大声を出したりする患者さんもいます．そうした患者さんもトリアージレベルを上げて早く

**1章** トリアージの基本を押さえる

診察してもらいましょう．正論をぶつけて待ってもらうよりも，早く診察を行ったほうが，他の患者さんの診察も含めスムーズに流れることが多いです．

**ナース** トリアージの大枠がわかってきたような気がします．でもやっぱりアンダートリアージをしてしまったらと不安になりますね．

**Dr.水** そう感じるのは当然です．ただしトリアージの鉄則として，トリアージナース個人を批判してはいけません．アンダートリアージが発生したなら，それはトリアージシステムに問題があるということです．なぜアンダートリアージが起こってしまったのか，それを検証する場を設けることが大切です．

**ナース** 自分一人の責任ではないと思うと少し安心しました．しっかり勉強して早く適切なトリアージができるようになりたいです．

**Dr.水** では，次からは具体的な考え方について学んでいきましょう．

**参考文献**

1) 島尻史子, 他. 救急外来トリアージの質を向上するための課題—アンケート調査結果の分析—. 日臨救医誌 2013; 16: 802-9.
2) Hamamoto J, et al. Impacts of the Introduction of a triage system in Japan: a time series study. Int Emerg Nurs. 2014; 22: 53-8.
3) Koyama T, et al. A study of the effect of introduction of JTAS in the emergency room. Acute Med surg. 2017; 4: 262-70.
4) Kuriyama A, et al. Validity of the Japan Acuity and Triage Scale in adults: a cohort study. Emerg Med J. 2018; 35: 384-8.
5) Takahashi T, et al. 'Down-triage' for children with abnormal vital signs: evaluation of a new triage practice at a paediatric emergency department in Japan. Emerg Med J. 2016; 33: 533-7.
6) Cameron A, et al. Predicting admission at tirage: are nurses better than a simple objective score? Emerg Med J. 2017; 34: 2-7.

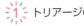 トリアージの基礎知識

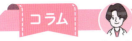 Dr. 柳井のワンポイントレクチャー

# 最後の晩餐方式

　受付から問診票が回ってきました．「1．発熱，2．頭痛，3．胸痛，4．呼吸苦，5．咳，6．嘔気，7．便秘，8．意識 がおかしい…うっ，すべての主訴に丸がついている…」．

　こんな場合，「さあトリアージ！」と意気込んでいたあなたもフッと意識が遠のいてしまうかもしれません．たくさんの主訴を聞きつつ短い時間の間に重症度，緊急度を判断するのは大変です．

　そこでおすすめしたいのは「何に一番お困りですか？」とストレートに聞くこと．患者さんはそこで我に返り，何が問題でここに来たのか説明できるようになるかもしれません．

　新たに知り合った人のことをもっと知りたいと思うとき，皆さんはどんなことを尋ねますか？　個人的には，食の好みや食生活にその人の人となりがあらわれると思っています．しかし，おいしいものがあふれる日本で「どんなものが好き？」と聞いてもなかなか答えにくいのも事実．そんなとき私は「死刑になるとして，最後の晩餐に何が食べたい？」と聞くことにしています．その答えは心の底から出たものに間違いありません．

　「最後の晩餐方式」，究極の答えを引き出す質問法を，私はこう呼んでいます．

# 2 最初に診(視)ること・考えること

## バイタルサイン
### ほんの一握りを見逃さないための基本中の基本

ERには本当に多くの患者さんが来院されます．救急車よりも大多数の患者さんが自力で受診され，その多くは幸いにして緊急性がありません．最も注意しなければならないことは，ほんの一握りではありますが，こうした中に緊急性が高い患者さんが実際に存在するということです．緊急度・重症度の高い患者さんは必ず救急車で受診するとは限りません．このような一握りの患者さんを見逃さないようにするために，バイタルサインと第一印象に注意することが基本中の基本です．

明らかに低血圧であったり，頻脈があったりすればわかりやすいんですけど….
　そういえば，以前に収縮期血圧が90mmHgなのに見た感じは非常に元気な中年女性の方が受診されたのですが，そのような患者さんでもすぐにモニタリングしたほうがいいですか？

**Dr.水**　すごく大事な疑問ですね．普段から収縮期血圧が低い患者さんも当然いるはずです．数字だけでは判断できない部分もあることは事実です．普段の収縮期血圧が160mmHg程度の患者さんが，トリアージの測定で100mmHgしかなければ，これはバイタルサインの異常と考えなくてはなりません．とくに高齢者では，多くの内服薬があり，それらに影響されている可能性も考慮しなくてはなりません．高齢者の特徴については後ほど簡単にまとめますが，数字を解釈するということは意外と難しいものです．

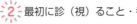

**ナース** なるほど．**数字だけを見て考えるのではなく，普段の状態と比べること**を意識して考えなければならないということですね？

**Dr.水** その通りです．普段と比べるということは，バイタルサインだけではなく意識状態の確認や症状の問診にも大事なことです．ただ，**バイタルサインの数字に異常がある場合には，原則として「緊急」である**ことは忘れないでください．

バイタルサインの注意点をもうひとつお伝えしておきましょう．**「呼吸回数を測ろう」**ということです．残念ながら呼吸回数はバイタルサインの中でも測定されていないことが非常に多いです．肺炎や敗血症など多くの臨床判断のツールになっていることからも，その重要性は容易に想像できます．院内急変では多くの患者さんで頻呼吸になっていることも報告されています[1,2]．

**ナース** たしかに忘れることが多かったと思います．これからはしっかり意識していきます！

---

**コラム**  **Dr. 柳井のワンポイントレクチャー**

## 基本の基本，感染対策

トリアージの初期の柱の一つに，感染対策が含まれています．すべての患者さんとの接触が生じるときに相互の感染のリスクも生じるという考えに基づき，感染が拡大することを防ぐものです．標準予防策は感染があるか，ないかにかかわらずすべての患者さんに対して行う基本的なもので，患者さんに接する前後でのアルコールによる手指衛生，血液や体液，損傷のある皮膚粘膜に触れる際の手袋着用，一部のアルコール無効な病原微生物に対する手洗い，などが含まれます．これはトリアージの際にも必ず行う必要があります．なぜか？手指衛生の5つのタイミング（**表1**）[1]を見てください．脈拍の測定，血圧の測定など患者さんに触れる場面は必ずあるでしょう？

さらに，感染症と思われる患者さんについては，予測される病原微生物によっ

**1章** トリアージの基本を押さえる

て感染予防策は拡大していきます（**表2**）[2]．感染症の流行期にはマスク装着を患者さんにすすめる，待機場所を分けるなど自分の施設でどんな対策ができるか考えておく必要があります．

そういわれても，忙しい現場だとついおろそかになってしまう…．そう思う人も多いでしょう．でも，考えてみてください．これは患者さんや医療環境を守るだけでなく，あなたとあなたの家族を守る対策でもあるのです．あなたの手についた，あなたが吸い込んだ病原微生物が，あなたの大事な人にダメージを与えたら，後悔は尽きないことでしょう．

患者さんと，医療環境，そして，あなたとあなたの大事な人を守るために，今から始めましょう，感染対策．

**表1** … 手指衛生の5つのタイミング

| 5つのタイミング | 目的 | タイミングの例 |
|---|---|---|
| 患者に触れる前 | 手指を介して伝播する病原微生物から患者を守るため | ・脈拍測定前 　・血圧測定前<br>・聴診前 　・触診前<br>・移動や介助の前 　・入浴や清拭の前 |
| 清潔，無菌操作前 | 患者の体内に微生物が侵入することを防ぐため | ・口腔ケアの前 　・分泌物吸引前<br>・損傷のある皮膚のケア前<br>・注射，カテーテル挿入など<br>・侵襲的処置の前 　・食事，投薬前 |
| 体液に曝露された可能性のあるとき | 患者の病原微生物から自分自身と医療環境を守るため | ・口腔ケアの後 　・分泌物吸引後<br>・損傷のある皮膚のケア後 　・注射の後<br>・液状の検体を採取した後，処理した後<br>・挿管チューブの挿入時，抜去後<br>・尿や便，吐物の処理後<br>・トイレや医療機器など汚染された場所の清掃後 |
| 患者に触れた後 | 患者の病原微生物から自分自身と医療環境を守るため | ・脈拍測定後 　・血圧測定後<br>・聴診後 　・触診後<br>・移動や介助の後 　・入浴や清拭の後 |
| 患者の周辺物品に触れた後 | 患者の病原微生物から自分自身と医療環境を守るため | ・モニターに触れた後<br>・点滴交換や速度調整の後<br>・ベッド柵をつかんだ後<br>・ベッドサイドテーブルを動かした後<br>・ベッドリネン交換後 |

出典：Sax H, et al. 'My five moments for hand hygiene': a user-centred design approach to understand, train, monitor and report hand hygiene. J Hosp Infect. 2007; 67: 9-21.

2 最初に診（視）ること・考えること

### 表2 … 感染予防策

| 各種予防策 | 適応・疾患 | 内容 |
|---|---|---|
| 標準予防策 | ・すべての医療現場で対応<br>・感染症診断の有無にかかわらずすべて患者に実施 | ・手指衛生<br>・手袋，飛沫に曝露される可能性のあるときは個人防護具（ガウン，マスク，ゴーグル，フェイスシールド）を着用<br>・安全で無菌的な注射手技<br>・咳エチケット<br>・腰椎穿束による髄腔内または硬膜外カテーテル挿入や薬剤注入時のマスク装着（すべての脊椎処置においてマスクを用いることが望ましい） |
| 接触感染予防策 | 多剤耐性菌（MRSA，ESBL，MDRPなど），腸管感染症（クロストリジウム・ディフィシル菌，病原性大腸菌，ノロウイルスなど），RSウイルス，疥癬，ウイルス性結膜炎 | ・手指衛生<br>・手袋，ガウンを着用<br>・個室またはコホーティングを施行<br>・器具は専用の物品もしくは使い捨てにする |
| 飛沫感染予防策 | 細菌性呼吸器感染症（インフルエンザ菌，ジフテリア，マイコプラズマ，百日咳，溶連菌など），重症ウイルス，感染（インフルエンザ，アデノ，ライノ，ムンプス，風疹など），髄膜炎菌 | ・医療従事者はサージカルマスクを着用<br>・患者は咳エチケットを遵守<br>・個室またはコホーティングを施行<br>・特別な空気処理や換気は不要 |
| 空気感染予防策 | 麻疹，水痘，結核菌，SARSコロナウイルス | ・患者は空気感染隔離室に収容<br>・医療従事者はN95マスクを着用<br>・患者は咳エチケットを遵守 |

出典：2007 Guideline for Isolation Precautions: Preventing Transmission of Infectious Agents in Healthcare Settings. [http://www.cdc.gov/hicpac/pdf/isolation/isolation2007.pdf]

#### 参考文献

1) Sax H, et al. 'My five moments for hand hygiene': a user-centred design approach to understand, train, monitor and report hand hygiene. J Hosp Infect. 2007; 67: 9-21.
2) 2007 Guideline for Isolation Precautions: Preventing Transmission of Infectious Agents in Healthcare Settings. [http://www.cdc.gov/hicpac/pdf/isolation/isolation2007.pdf]

1章 トリアージの基本を押さえる

# 第一印象
## ABCDを迅速に判断しよう

 バイタルサインと同様に大事なものは第一印象です．以前に「何かおかしい」という感覚が大事と伝えましたが，そうした感覚だけではなく，身体初見から危険なサインを適切に評価することが重要です．どのような点を評価するのが必要だと思いますか？

 もちろんABCD評価です！

**Dr.水** その通りです．詳細な評価はトリアージの段階では困難です．ですからバイタルサインとあわせて簡単にABCDを評価できるように練習しておきましょう（**表1**）．

**表1** … ABCD評価

| | |
|---|---|
| **A**irway（気道） | 会話の可否，喘鳴の有無 |
| **B**reathing（呼吸） | 努力呼吸の有無，呼吸音の異常，呼吸数，SpO$_2$値 |
| **C**irculation（循環） | 皮膚冷感・湿潤，顔色，冷汗の有無，血圧，脈拍数 |
| **D**ysfunction of CNS（意識） | 意識障害の有無，麻痺の有無 |

バイタルサインに大きな異常がなくても，身体診察でABCDの異常が確認されれば，緊急性は高いと判断する必要があります．時間をかけてはいけませんが，バイタルサインの数字以上に大事なことは，患者さんの手に触れ（皮膚の冷感や湿潤の評価），視ること（胸骨上の陥没や肩呼吸の有無，会話の仕方〈単語文でしか話しかけられない〉など）です．トリアージでの病歴聴取はこの点が解決していることが前提です．

**ナース** 患者さんが来院したようなので，トリアージをしてきます．
　先生！　先ほどの患者さんですが，顔色が悪くて，じっとり脂汗をか

最初に診（視）ること・考えること

いています．バイタルサインは数字上，問題ないのですが…なんだか調子が悪そうです．待合室で待ってもらうよりも診察室に入ってもらって，モニタリングしたほうがいいと思います．

**Dr.水** 患者さんをしっかり観察できていますね．バイタルサインに異常はないけれど，ABCDのCに異常がありそうですよね．トリアージナースに必要な感覚がしっかりあるじゃないですか！ そして，待合室で待機させるのではなく診察室に入ってもらったほうがいいと，適切な診療場所を設定することができています．すばらしいトリアージですね．

**ナース** ありがとうございます．少し自信がつきました．

1章 トリアージの基本を押さえる

 コラム  **Dr. 柳井のワンポイントレクチャー**

# 頻脈じゃなければ大丈夫？

　脈拍はバイタルサインの基本で，最も簡単に計測できるため，皆さんが患者さんを診るときまず注目する指標だと思います．病棟のモニターでも大写しにされているのは緑色の心電図（か，水色のSpO$_2$）でしょう．ショック下では血圧低下の前に，脈を増やすことによって心拍出量をかせごうという生体の反応が働きます．したがって頻脈はショックの最初のサインと教えられた人も多いと思います．

　しかし，ショック状態でも頻脈がみられない場合があることにお気づきでしょうか？　典型的なのは頸髄損傷などでみられる神経原性ショックですね．副交感神経優位になることで血圧低下に対する頻脈の代償が起こらず，徐脈となります．ショックの原因として最も多い循環血液量減少性ショック（とくに，出血性ショック）でも，頻脈が生じないことがあるといわれています．穿通性腹部外傷による出血性ショックで収縮期血圧が100mmHg以下に低下している患者の1/3は，脈拍が100回/分を超えていませんでした[1]．その理由として，血管内血液量の減少に対して反射的に起こる血管収縮と心臓の反応が，どこかの時点で破綻し，「頻脈になりたくてもなれない」状況が起こる場合があると考えられています．

　もうひとつ，ショックなのに代償性頻脈が起こらない場合のある疾患があります．背中が痛いとうめいており，血圧も低いのに，脈拍は落ち着いていてモニターからはいま一つ重症感が読み取れない．こんな患者さんを見たことはありませんか？　大動脈解離です．古い報告になりますが，大動脈解離で死亡した196人のうち100回/分以上の頻脈であったのは48人（24.5％）のみで，20人（10.2％）は40〜60回/分の徐脈であったとされています[2]．痛みによる迷走神経反射や，頸動脈洞反射，血腫による房室結節の機能不全などが原因と考えられているようです[3]．同じ胸痛でも，急性冠症候群に比べて徐脈を認める場合が多いという報告もあります[4]．

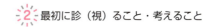

　その他，βブロッカーや一部のカルシウムブロッカーなど徐脈になる薬を内服しているために頻脈にならない人もいます．

　頻脈だから大丈夫，そんな保証はどこにもありません．ひとつの指標に頼らず病歴やさまざまな所見を総合的に考える練習を日ごろからしておきましょう．

### 参考文献

1) Selbst SM, et al. Analgesic use in the emergency department. Ann Emerg Med 1990; 19: 268-75.
2) Hirst AE, et al. DISSECTING ANEURYSM OF THE AORTA: A REVIEW OF 505 CASES. Medicine 1958; 37: 217-79.
3) Bradycardia in acute haemorrhage. BMJ. 2004; 328: 451-3.
4) Michael L, et al. Early recognition of acute thoracic aortic dissection and aneurysm. World Journal of Emergency Surgery. 2013, 8:47

1章 トリアージの基本を押さえる

# 問診
### 系統立てた問診で，危険な病歴を察知しよう！

 バイタルサインと第一印象に問題ないことを確認することができれば，問診を行いましょう．問診をする際に心がけていることはありますか？

私は最初に「OPQRST」という方法を習ったことがあるので，それに準じて問診をするようにしています．

**Dr.水** なるほど．問診で必要なことは大事な病歴を取りこぼさないようにすることです．OPQRSTのように，常に系統立てて問診ができれば，取りこぼしも少なくなるでしょう．OPQRSTはひとつの方法で絶対ではありませんので，自分の中で問診のとり方を決めておくといいですね（**表1**）．

 … 問診のポイント：OPQRST

| Onset | 発症様式 |
|---|---|
| Provocative Palliative factor | 増悪・寛解因子 |
| Quality/Quantity | 症状の性質と程度 |
| Region/Radiation | 症状のある場所および放散部位 |
| Symptom associated | 随伴症状 |
| Timing | 症状の時間経過 |

　OPQRSTで考えると，**注意すべき病歴はO，Q**です．とくに痛みを主訴にする場合，"O"では突然発症（症状出現から数分で程度がピークに達する），"Q"ではこれまで経験したことのないような激痛であれば緊急性のある疾患の可能性があります．

**ナース** それも教えてもらったことがあります．「突然」と「激痛」には

最初に診（視）ること・考えること

要注意って….

突然発症の激痛では「**破れる**」，「**裂ける**」，「**詰まる**」，「**捻れる**」といった疾患を考慮しないといけないんですよね!!

**Dr.水**　すばらしい！　ただ「突然起こりましたか？」と聞くと「そうです」と言われることが多いから気をつけてください．**「起こったときに何をしていましたか？」** と尋ねるようにしましょう．この質問に「TVのこのシーンで」，「食事でこれを食べていたときに」など，はっきり答えることができるなら，「これは!!」と思うようにしてください．

**ナース**　突然発症と急性発症って，同じように感じるんですが，どのように違うのですか？

**Dr.水**　突然発症（**表2**）は「1〜2分でピークに達する」，急性発症は「数分から数十分かけてピークに達する」と覚えておいてください．

**表2**…"突然発症"の訴えのときに考えること

| 突然発症，これまでにない強い激痛には要注意 ||
|---|---|
| 破れる | 脳出血，くも膜下出血，気胸，食道破裂，腹腔内出血，消化管穿孔，子宮外妊娠など |
| 裂ける | 大動脈解離，椎骨脳底動脈解離，腹腔動脈・上腸間膜動脈解離など |
| 詰まる | 脳梗塞，心筋梗塞，肺塞栓症，腸間膜動脈塞栓症など |
| 捻れる | S状結腸捻転，卵巣捻転，精巣捻転など |

**ナース**　突然や激痛という病歴は危険だとわかりますが，それ以外にも危険な病歴はありますよね…，しかも患者さんからうまく聞き出せないことも多くて….

**Dr.水**　トリアージは診断をつける場ではありませんが，「この疾患かも!?」と考えることは非常に重要です．OPQRSTに代表されるように，

**1章** トリアージの基本を押さえる

系統立てた問診を行っても，その病歴からどのような緊急性のある疾患が想定できるかを理解していなければトリアージを行うことはできませんよね．主訴から危険な疾患を鑑別にあげるようにし，その疾患のキーワードを聞き出していけばよいのです．

**Point** 問診のポイント

● 系統立てた問診で，主訴から想定される危険な疾患を鑑別にあげながら，疾患のキーワードを聞き出そう

**ナース**　看護師も鑑別診断をあげる力をつけるのは大事なことがわかりました！　がんばります．

**Dr.水**　もちろん，診断をつけることができなくても「これは危険かも!?」と気づくことがさらに大事ですよ．何度も言いますが，診断をつける必要はありません．基本はバイタルサインと第一印象（ABCD評価と直感）を最初に適切に評価することを忘れないようにしてください．そのうえで，病歴聴取で危険なキーワードを取りこぼさないようにしましょう．

## コラム Dr. 柳井のワンポイントレクチャー

# 治療学から診断学へ

　看護師の皆さんが病棟で行っていることを振り返ってみましょう．患者さんには，診断名がついています．心不全，肺炎，骨折，etc．

　心不全の患者さんの内服薬は，酸素療法は，肺炎の患者さんへの抗菌薬はどのようなものをどれくらい，何時間ごとに投与するのか，骨折の患者さんの安静度は，手術予定は…．こういったことに注意しながら毎日の診療を行っていると思います．これはすべて，「治療」にかかわること，つまり治療学の一部です．

　これに対しトリアージで相対する患者さんにはまだ「病名」がついていません．患者さんの話を聞き，ある程度の疾患範囲を予測して緊急度重症度をつける，これはまさに診断学の基礎といえますが，普段治療学を主体に診療を行っている看護師さんにとっては非常に大きな変化であり，場合によっては高いハードルと感じられるようです．

　診断学なんて学んでいない，自分には無理，と思わないでください．実は，診断の8割は問診だけでたどり着けるという有名な説もあります（その信ぴょう性については疑問の声もありますが）[1]．

　問診，それはまさにトリアージでの聴取にほかなりません．トリアージナースの聴取次第で緊急度重症度判断だけでなく診断までたどり着いてしまうかもしれないと思えば，不安は減りワクワクした気持ちがわいてくるのではないでしょうか？

**参考文献**

1) Hampton JR, et al. Relative contributions of history-taking, physical examination, and laboratory investigation to diagnosis and management of medical outpatients. Br Med J. 1975; 2: 486-9.

**1章** トリアージの基本を押さえる

# 小児の注意点

救急外来を受診する小児患者さんの多くが軽症であることは疑いようのない事実です．その中からわずかな緊急性のある重篤な患者さんを見逃さないようにするために，常に初期評価を適切にできるようにしておかねばなりません．

小児患者さんは自分で症状を訴えることもできないし，どのように評価したらいいのか悩むことが多いんですよ．

**Dr.水** 小児の初期評価では，①全身状態を評価する，②主訴や症状から考えられる緊急疾患を想起する，③バイタルサインを評価する，の3ステップで行います．

全身状態の評価は一般的にPAT（Pediatric Assessment Triangle）と言われるものですね．これもABCで評価しましょう．

**ナース** このときのABCは**Appearance（外観），Breathing（呼吸状態），Circulation（循環）**ですね．

**Dr.水** よくご存じですね．外観を評価するのに"TICLS"の語呂合わせを参考にするといいと思います（**表1**）．

**表1** … 小児の外観の評価（TICLS）

| | |
|---|---|
| Tone（筋緊張） | ぐったりしていないか？　四肢は動いているか？ |
| Interactive（周囲への反応） | 周囲に関心はあるか？　おもちゃで遊ぶか？ |
| Consolability（精神的安定） | あやすと落ち着くか？ |
| Look/Gaze（視線 / 注視） | 視線が合うか？　ぼんやりしていないか？ |
| Speech（会話 / 泣き声） | 声の調子は問題ないか？　強く泣いているか？ |

呼吸の評価は聴診するだけではなく，まず視診をするようにしてくだ

さい．呼吸回数や呼吸様式（努力呼吸・鼻翼呼吸・陥没呼吸）を観察するようにしましょう（図1）．

**図1** … 呼吸の評価（視診のポイント）

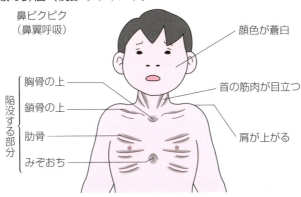

　陥没呼吸は服の上からでは確認できません．また陥没呼吸は肋骨弓下から出現し，呼吸状態の悪化に伴って肋間，鎖骨上，胸骨に見られるようになります．**必ず服をめくりあげて確認**するようにしてください．

　循環のポイントは**皮膚色とCRT（Capillary Refill Time）**です．チアノーゼの有無や顔色を評価し，CRTが2秒以上の場合はショックと判断しましょう．

　このABCは"PAT"と言われるだけあって「パッ」とみて判断するものです．時間をかけないようにしてくださいね．

**ナース**　ダジャレですか!?　まぁ，覚えやすいですけど（苦笑）．

**Dr.水**　（咳払いをして）全身状態の評価後には，症状から考えられる緊急性のある疾患を想起しながら病歴を聴取しましょう．

**ナース**　小児のバイタルサインは成人と違ってどこまでが許容できるのか判断が難しいです．

**1章** トリアージの基本を押さえる

**Dr.水** 小児はさまざまな要素でバイタルサインが変動します．2〜12ヵ月の乳児では，**体温が1℃上昇するごとに，脈拍数は9.6回/分上昇**するとされています[5]．**原則として±2SDを超える場合は緊急性が高い**と考えましょう．ただ小児患者さんではバイタルサインに異常があっても非常に元気な様子をしている場合が多くあります．このような場合は**全身状態を見ながら総合的に判断**し，down-triageを行っても問題ないと思われます[6]．呼吸数と脈拍数の目安を示しますので参考にしてください（**表2，3**）[7]．

　血圧に関しては1〜10歳までは70＋（2×年齢）mmHg，10歳以降は90mmHgが収縮期血圧の最低値と覚えておきましょう．

**表2** … 呼吸数

| 年齢 | − 2SD | − 1SD | Normal | ＋ 1SD | ＋ 2SD |
|---|---|---|---|---|---|
| 0〜3ヵ月 | 10 | 20 | 30〜60 | 70 | 80 |
| 3〜6ヵ月 | 10 | 20 | 30〜60 | 70 | 80 |
| 6〜12ヵ月 | 10 | 17 | 25〜45 | 55 | 60 |
| 1〜3歳 | 10 | 15 | 20〜30 | 35 | 40 |
| 3〜6歳 | 8 | 12 | 16〜24 | 28 | 32 |
| 6〜10歳 | 8 | 10 | 14〜20 | 24 | 26 |

出典：神戸市立医療センター中央市民病院 救命救急センター．開講！ 神戸中央市民ER＋ICUスクール: メディカ出版; 2018. 229.

**表3** … 脈拍数

| 年齢 | − 2SD | − 1SD | Normal | ＋ 1SD | ＋ 2SD |
|---|---|---|---|---|---|
| 0〜3ヵ月 | 40 | 65 | 90〜180 | 205 | 230 |
| 3〜6ヵ月 | 40 | 63 | 80〜160 | 180 | 210 |
| 6〜12ヵ月 | 40 | 60 | 80〜140 | 160 | 180 |
| 1〜3歳 | 40 | 58 | 75〜130 | 145 | 165 |
| 3〜6歳 | 40 | 55 | 70〜110 | 125 | 140 |
| 6〜10歳 | 30 | 45 | 60〜90 | 105 | 120 |

出典：神戸市立医療センター中央市民病院 救命救急センター．開講！ 神戸中央市民ER＋ICUスクール: メディカ出版; 2018. 230.

最初に診（視）ること・考えること

**ナース** これらを参考にして何度も繰り返し経験することが大事ですよね．保護者の方も不安に思われていると思いますので，声かけも適宜できるようにしていきたいと思います．

**Dr.水** おっしゃる通り，保護者の方は非常に不安ですから，無視してはいけません．保護者の「どこか様子がおかしい」という意見にはしっかり耳を傾けることも忘れないようにしてください．

> **Point　小児患者さんの注意点**
> - PAT，緊急性の評価，バイタルサイン評価の3ステップで評価しよう
> - 呼吸・循環は見て評価する
> - 保護者の意見にも耳を傾ける

1章 トリアージの基本を押さえる

 コラム  **Dr. 柳井のワンポイントレクチャー**

# 泣かせてはいけない

　子どもは泣くもの．とくに病院など慣れない環境を察知して子どもはますます泣きます．泣くとバイタルサインの測定や聴診がしにくくなるのはいうまでもありませんが，泣かせることが病状の悪化につながる可能性のある疾患もあるため注意しなければなりません．

　犬吠様の咳をしているクループ症候群の子どもが，泣いたのをきっかけに急にぜいぜいし始めるのを見たことはありませんか？　あるいは，「急性喉頭蓋炎では泣かせてはいけない」と聞いたことはありませんか？　それにはきちんとした理由があるのです．

　気道を酸素や空気が流れるとき，抵抗が生じます．この抵抗は，通過する気道半径の4乗に反比例するという法則があります（ポアズイユの法則）．クループや喉頭蓋炎では気道粘膜の浮腫が起こることで，気道の内腔が狭くなり，気道抵抗が高くなります．内腔径が4mmの乳児の気道を想像してください．1mmの気道浮腫をきたした場合，気道の内腔径は「4－1×2＝2mm」となります．断面積はどうなるか？　半径$^2$×1.34ですから，「平常時：(4/2)$^2$×1.34＝5.36mm$^2$、気道浮腫時：(2/2)$^2$×1.34＝1.34mm$^2$」で，浮腫時の気道の断面積は平常時の1/4となります．気道抵抗は「1/(半径)$^4$」ですので，平常時の気道抵抗は「1/(4/2)$^4$＝1/16」、気道浮腫時は「1/(2/2)$^4$＝1」となり，浮腫時の気道抵抗は平常時の16倍にもなります．それに加えて，泣くと乱流と呼ばれる不規則な気流の乱れが起こり，気道抵抗は気道半径の5乗にまで増加するともいわれています．ただでさえ狭くなった気道に，泣くことでさらに気道抵抗が上がる．そうなれば空気や酸素は肺にまで取り込まれず，さらに苦しくなる，泣く，という悪循環が止まらなくなり呼吸状態が悪化の一途をたどり始めるわけです．

　泣かせないことは至難の業ですが，クループや喉頭蓋炎に限らず，泣かなけ

## 2 最初に診（視）ること・考えること

れば子どもの疲労も少なく，診察する側の心痛が減ることは明らかです．親御さんにできるだけついておいてもらう，子どもが安心する物品を可能な限り持ち込んでもらう，ぬいぐるみや絵など，気をそらすものを周囲に置いておく，嫌がる体位をとらせない，など，皆さんの施設で実行可能な「子どもを笑顔にする方策（せめて泣かせない方策）」を考えてみてはいかがでしょうか．

小児の注意点

**1章** トリアージの基本を押さえる

# 高齢者の注意点

高齢者ではトリアージを行ううえで多くの注意点があります．1つめは主訴が多彩であり，非典型的症状で来院することが多いということが挙げられるでしょう．また全身倦怠感や嘔気など，どの鑑別診断をあげるのかに苦慮する非特異的な症状が多いです．

本当にその通りだと思います．主訴を聞こうとすると，体がだるい，頭痛がする，微熱がある，腹痛がある，なんとなく息苦しいなど多くの症状を訴えられるので，話をまとめるのに苦労することが多いです．高齢者をトリアージするうえで何かポイントはありますか？

**Dr.水** 高齢者をトリアージする際には，まず**主訴をしっかりつかむこと**が必要です．この主訴が「突然の胸痛や呼吸困難」，「激しい頭痛」など，致死的な疾患を想定しやすい主訴であれば，非高齢者と同じようにトリアージをしていけば問題ありません．一方で「嘔気」や「倦怠感」などは，高齢者ではあらゆる疾患で現れ，主訴となって受診するようになります．嘔気＝消化器疾患，意識変容＝脳神経疾患ではないことは経験していますよね．こうした1対1対応のトリアージでは高齢者の場合，判断が難しくなります．

**ナース** トリアージを行ううえで診断する必要はないということはわかっているのですが，どうしても「症状と診断」を臨床推論から考えてしまいます．典型的な症状と診断だけではなく，非典型的・非特異的な症状から致死的な疾患を推測できるよう訓練しないと〜．

**Dr.水** 2つめの注意点として，**バイタルサインの数字がそのまま緊急疾患を予測するものではない**ということです．75歳以上の患者さんでトリアージでのバイタルサインが異常な場合，死亡およびICU入室に至る状

34

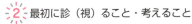

態である感度, 特異度はそれぞれ73%, 50%と報告[3]されています.

　もちろん，これまで繰り返し述べてきたように，**バイタルサインの異常は危険であるという認識は鉄則ですが，高齢者では年齢による生理学的機能の変化や多くの薬剤によって，バイタルサインが干渉されている**ことが少なくありません（特に血圧や脈拍に影響が及ぶとされています）．

　また発熱をきたしにくいということもよく言われますね．**高齢者では37.2℃以上，または平熱より1.3℃以上高ければ発熱していると考える**必要があることを知っておいてください．古い報告[4]では，37.8℃以上の体温がある場合，死亡率は10％になるとも言われているんですよ．

**ナース**　37.5℃の熱なんて大丈夫だろうと思っていました．反省です．高齢者に発熱があるようなら，いっそうの注意が必要なんですね．気をつけます．

**Dr.水**　呼吸回数は非常に重要なので，必ず測定してください．入院患者では頻呼吸が重篤な疾患の予測因子であるとされており，非高齢者と比べて早くから変化するとされています[8,9]．

**ナース**　呼吸数はトリアージをするときには，自動で計測できる機械があるわけではなく，自分で意識的に観察しないといけないので，どうしても記録がおろそかになっていました．高齢者では呼吸数が唯一のサインになるかもしれないことを肝に銘じておきます．

**Dr.水**　3つめの注意点として，高齢者は認知症や難聴などのため，自分でうまく症状を訴えられない場合が多数あります．病歴も非常に長く多くのことを聞き取っていては，非常に長い時間がかかってしまい，トリアージの意味がありません．主訴をうまく把握し，バイタルサインに目を向けるとともに，**歩行の様子や顔色を確認すること，普段の様子との変化を周囲の人に確認する**ことが大事です．

# 1章 トリアージの基本を押さえる

**ナース** 1つのツールだけで判断するのではなく，複合的に判断していくように心がけていきます．

> **Point 高齢者の注意点**
> - 主訴を的確に把握しよう
> - 非特異的・非典型的症状に対する判断を練習しておこう
> - バイタルサインは重要だが，それを鵜呑みにしてはいけない
> - 周囲の人間に普段の状態との変化を確認することを忘れずに

### 救急センター長 "Dr.有吉" のひとこと

「傷つき恐れる患者の家族もまた患者である」

これは，寺澤秀一先生の言葉です．大切な人がどうなるのか，初めての経験で不安がいっぱいの家族も，もう一人の患者であることを忘れないでください．

## 参考文献

1) Schein, et al. Clinical antecedents to in-hospital cardiopulmonary arrest. Chest. 1990; 98: 1388-92.
2) Cretikos M, et al. The objective medical emergency team activation criteria: a case-control study. Resuscitation. 2007; 73: 62-72.
3) Lamantia MA, et al. Predictive value of initial triage vital signs for critically ill older adults. West J Emerg Med. 2013; 14: 453-60.
4) Marco CA, et al. Fever in geriatric emergency patients: clinical features associated with serious illness. Ann Emerg Med. 1995; 26: 18-24.
5) Hanna CM, et al. How much tachycardia in infants can be attributed to fever? Ann Emerg Med. 2004; 43: 699-705.
6) Takahashi T, et al. 'Down-triage' for children with abnormal vital signs: evaluation of a new triage practice at a paediatric emergency department in Japan. Emerg Med J. 2016; 33: 533-7.
7) 神戸市立医療センター中央市民病院 救命救急センター. 開講！ 神戸中央市民ER＋ICUスクール: メディカ出版; 2018. 229-30.
8) Chester JG, et al. Vital signs in older patients: age-related changes. J Am Med Dir Assoc. 2011; 12: 337-43.
9) ChurpeK MM, et al. Differences in vital signs between elderly and nonelderly patients to ward cardiac arrest. Crit Care Med. 2015; 43: 816-22.

# 2章 実践トリアージ！臨床推論トレーニング

> 「一見軽症に見える患者達の中に紛れて受診する致命的な疾患の患者を見つける診療を，あまり時間とお金をかけないでやるには高度の専門知識と経験が必要である」
>
> ピーター・ローゼン

　登場人物のナースに感情移入し，実際に症例をトリアージしているつもりで読んでください．発熱，意識障害など救急外来を訪れる患者さんのcommonな11の主訴と，小児，高齢者など注意を要する4病態，さらにマイナーエマージェンシー5科の疾患を用意しています．途中で読むのに飽きないように，「これは‼」の典型例と，「ひょっとして⁉」の非典型例を配置しました．冒頭に示したのは救急医学の泰斗ピーター・ローゼンの言葉です．トリアージナースは高度な専門知識と経験を有します．誇りと充実感をもって修練されますよう祈念いたします．

1 これは‼（典型例）と，ひょっとして⁉（非典型例）

2 マイナーエマージェンシー

ピンクマーカーは，各症例の確定した診断名をあらわします．

# 1 これは!!（典型例）と, ひょっとして!?（非典型例）

## ▌発熱

> **症例1**：75歳, 女性, 発熱　　*典型例 これは!!*
> - 今朝, 起床時から倦怠感があった. 昼頃から寒気を自覚し熱を測ると39℃だった. 市販の感冒薬を内服して様子をみていたが嘔吐したため, 家族に連れられて救急外来を受診した
> - 既往歴：高血圧, 肝硬変, 陳旧性脳梗塞, 不整脈
> - 内服薬：降圧薬, 抗凝固薬
> - BP125/60mmHg, HR110/min（不整）, RR25回/min, $SpO_2$：96％, BT38.8℃

発熱を主訴とする患者さんは毎日のように受診されます. 正直, 大変ですよね.

本当に…. インフルエンザの流行期なんて, どれだけの患者さんが発熱を主訴に受診されることか….

**Dr.水**　インフルエンザに代表される**感染症は発熱をきたす代表的な疾患**なので, まずはじめに考えなければなりません. では, それ以外に発熱をきたす疾患はどのようなものがあるでしょう？

**ナース**　感染症以外でですか？　あまり考えたことがありませんでした.

**Dr.水**　実は感染症以外にも**悪性腫瘍**や**内分泌疾患, 膠原病, 薬剤熱**など, 発熱をきたす疾患は非常に多くあります. ただ, **悪性腫瘍や膠原病など**

**1** これは‼（典型例）と，ひょっとして⁉（非典型例）

**の非感染性疾患では症状の進行は緩徐**ですので緊急性が高くない場合が多いです．

一方，**感染性疾患は急激に悪化する**ことがあります．そのため**救急外来では感染症をまず念頭において対応する**必要があるんですね．

では先ほどの患者さんの状態を確認してみましょう．

**ナース**　昨日まではとくに調子は悪くなかったようです．**急に寒気を感じてガタガタと震え**ていたと聞いています．発熱以外の症状は**1〜2回嘔吐**したくらいで，腹痛や下痢はないとのことでした．あと，**少しボーッとしていて，家族から見ても元気がない**ということでした．

トリアージの段階では原因ははっきりしませんが，状態は悪そうですので，初療室でモニターをしておいたほうがいいと思います．

**Dr.水**　最初に言ったように，発熱の原因は多岐にわたりますので，トリアージの段階で原因がわかることは少ないです．状態が悪そうということで初療室に入れる判断はすばらしいですね．感染症の中でもとくに注意するべき状態はなんでしょう？

**ナース**　**敗血症**ですよね‼　この患者さんも敗血症の疑いがあると思います．

> **メモ　略語について**
>
> ● BP：Blood Pressure（血圧）
> ● HR：Heart Rate（脈拍）
> ● RR：Respiratory Rate（呼吸数）
> ● SpO$_2$：経皮的酸素分圧
> ● BT：Body Temperature（体温）
> ● GCS：Glasgow Coma Scale（意識状態の指標）

発熱

**2章** 実践トリアージ！ 臨床推論トレーニング

| | | | |
|---|---|---|---|
| 開眼反応：E（eye opening） | 自発的 | | E4 |
| | 呼びかけに反応 | | 3 |
| | 痛み刺激に反応 | | 2 |
| | 開眼しない | | 1 |
| 言語反応：V（verbal response） | 見当識が保たれる | | V5 |
| | 会話は成立するが見当識障害あり | | 4 |
| | 発語はあるが会話は成立しない | | 3 |
| | 意味のない発語 | | 2 |
| | 発語なし | | 1 |
| 最良運動反応：M（motor response） | 従命可能 | | M6 |
| | 痛み刺激で払いのける | | 5 |
| | 痛み刺激で逃避する | | 4 |
| | 除皮質姿勢 | | 3 |
| | 除脳姿勢 | | 2 |
| | 運動はなし | | 1 |

すべて問題なければ E4V5M6 と表現する.

**Dr.水**　その通りです．救急外来での敗血症は**qSOFA（quick Sequential Organ Failure Assessment）が2点以上**の場合に診断[1]されます．
　qSOFA≧2点の場合は，1点以下の場合と比べて**院内死亡率が3〜14倍になる**ことからも，見逃してはいけないことがわかります．

## メモ qSOFA（各1点）

- 呼吸回数 ≧ 22回/分
- 収縮期血圧 ≦ 100mmHg
- 意識状態の変化（GCS＜15）

**ナース**　この患者さんでは，**頻呼吸と意識状態の変化**が見受けられます．**qSOFA2点ですから敗血症と診断できます！**

これは‼（典型例）と，ひょっとして⁉（非典型例）

**Dr.水**　最初の予測がバッチリ当たっていたじゃないですか！　敗血症患者はとにかく緊急での治療が必要です．**抗菌薬投与までに時間がかかるほど死亡率は増加**します[2]．**血液培養を採取**して抗菌薬をすぐに投与できるように準備しましょう．

**ナース**　敗血症患者に血液培養を採取するのはわかるのですが，他にどのような発熱患者に血液培養を採取するべきですか？　発熱患者全員に血液培養を採取していると大変で….

**Dr.水**　**血液培養を採取するのは菌血症（血液中に細菌が存在する状態）を疑う**ときです．**敗血症＝菌血症ではない**ことを知っておいてください．敗血症患者はもちろん菌血症である可能性が高い[3]ため血液培養が必要なんです．他にも**悪寒・戦慄（止めようと思っても止まらない震え）**があったり，**発熱患者が悪寒を感じている**ようなら菌血症の可能性が高くなる[4]ので，血液培養を採取するようにしましょう．

> **Point　こんなときは血液培養を採取しよう**
> ● 敗血症の診断基準を満たす，悪寒・戦慄あり，発熱患者に悪寒がある

**ナース**　さっそく血液培養を採取しました．敗血症であることはわかったのですが，熱の原因を探さないといけないですよね．この患者さん，嘔吐はあるんですがそれ以外の症状に乏しくて．でも尿路感染症で数回入院したことがあるようなんです．

**Dr.水**　おっしゃる通り．感染症の適切な治療のためには，感染源の検索は大事です．救急外来を受診する敗血症の原因として**肺炎・尿路感染**が多く，この**2つで80％**を占めます[5]．呼吸症状や強い咽頭痛，腹痛など，

発熱

41

2章 実践トリアージ！ 臨床推論トレーニング

**局所症状があればその部位に感染源がある**ことが多いですね.

　高齢女性で尿路感染症の既往もあるなら，尿路感染症のリスクが高そうです.

**ナース**　そう思って，尿検査をお願いしておきました. しっかり尿混濁がありそうです‼

**Dr.水**　なんと素早い！ **尿路感染症からの敗血症**と考えて治療とさらなる検査を進めていきましょう‼

---

**Point**　発熱まとめ①

● 発熱患者では，まず敗血症の診断基準に照らし合わせる
● 敗血症であれば緊急で介入開始！
● 敗血症，悪寒・戦慄を認めれば血液培養を採取！
● 熱源検索では局所症状に注意. 肺炎・尿路感染症で80％！

---

**症例2：**70歳，男性，発熱

典型例
これは‼

● 今朝，起床時から倦怠感があった. 昼頃から寒気を自覚し
10分ほど震えが止まらなかった. 熱を測ると39℃だった.
38℃以上の発熱があるときには受診するように主治医より言われていたため来院した
● 既往歴：大腸癌術後（化学療法中），糖尿病，腎機能障害，虚血性心疾患
● 内服薬：血糖降下薬，抗血小板薬
● BP115/50mmHg，HR110/min（整），RR20回/min，
SpO$_2$：96％，BT38.7℃

これは‼（典型例）と，ひょっとして⁉（非典型例）

今回の患者さんは担癌患者ですね．しかも化学療法をされています．危険な匂いがしますね…．発熱患者を診るときに最初に判断する点はなんでしたか？

敗血症かどうかですよね．この患者さんの血圧や呼吸数は基準範囲内であり，意識状態もいつもととくに変わりません．**qSOFAは0点で敗血症の診断には至らない**です．良かった…．

　第一印象は熱のためしんどそうですが，ぐったりという感じではないので，慌てなくてもよさそうです．

**Dr.水**　第一印象がそれほど悪くなく，敗血症ではないということは安心ですね．しっかり評価できていてすばらしい．ただ他にも注意する点がたくさんあります．

　この患者さんは化学療法をされており，そのための**ポートが左鎖骨下に埋め込まれている**みたいですよ．最後に化学療法はいつ頃されたのでしょうか？

**ナース**　10日前だったようです．あ‼　ちょうど好中球減少が見られる時期なんじゃないでしょうか⁉　それだと早く治療を始めないといけないですよね．待合室で待たせず早く初療室に入れたほうがよかったでしょうか…？

**Dr.水**　発熱性好中球減少症（Febrile Neutropenia：FN）の定義は**末梢血の好中球数が500/μL未満，もしくは48時間以内に500/μLになると予想される状態のときに発熱（38℃を目安）をきたした状態**です．好中球減少は**化学療法後7〜14日で起こる**ことが多い[6, 7]ので，この時期の患者さんは常にFNを考慮する必要があります．

　トリアージではFNの可能性があるのであれば**トリアージレベルを1段階上げることを考慮**してもいいかもしれませんね．もちろん第一印象や

発熱

**2章** 実践トリアージ！ 臨床推論トレーニング

バイタルサインからの判断が大事ですよ．

**ナース** 敗血症ではなさそうというだけで安心してしまいました．身体診察をしましたが，ポート部分には発赤や熱感はありませんでした．他に呼吸器症状や消化器症状（嘔吐・下痢）といった随伴症状もありませんし…．うーん，やっぱり熱の原因ははっきりしないですね…．

**Dr.水** FNでも**やはり一般的な感染源が多い**んですよ．ただし原因となる細菌は異なることがありますが…炎症を起こすための好中球が少ないのですから，皮膚症状や呼吸症状が出ないことも少なくないんですね．なので丁寧な診察が必要になります．

**ナース** うう…難しい…．

**Dr.水** 原因はすぐにはわからないことが多いですが，**FNは敗血症と同様，早期抗菌薬**がすすめられています[8]．そうするとまず行わないといけないのは何でしょうか？

**ナース** 血液培養ですよね‼ そういえば，この患者さんはポートが留置されていますので，そこから血液培養を1セット採取したほうがいいですよね？

**Dr.水** よくご存じで‼ ポートや中心静脈が留置されている患者さんでは，カテーテル関連血流感染の可能性があります．皮膚の発赤や浸出液があれば診断は容易ですが，そうでないことのほうが多いですよね．なので，**中心静脈やポート部分から血液培養を1セット，他部位から1セットを採取**することが非常に大事なんです（血液培養が陽性になる速度によってカテーテル関連感染の診断がつきます）．

　ただしカテーテルが詰まってしまったりなど，使えなくなってしまわ

44

これは!!（典型例）と，ひょっとして!?（非典型例）

ないように注意してくださいね．

**ナース**　先生!!　血液検査の結果が返ってきました．なんと好中球は450/μLで，やっぱりFNでした．全身状態がもう少し悪くなると思っていたので…反省しています．

**Dr.水**　FNの患者は**敗血症に至るまでは全身状態が比較的良好に見える**かもしれません．ただ死亡率は5〜20％にも及び，敗血症に至ると50％にも及びます．FNのリスクスコアとしてMASCCスコア（Multinational Association for Supportive Care in Cancer risk index）[9]がありますので，参考にしてみてください（**表1**）．

**表1** … MASCC スコア

| 項目 | | スコア |
| --- | --- | --- |
| 臨床症状 | 無症状〜軽度 | 5 |
| | 中等度 | 3 |
| | 重度 | 0 |
| 収縮期血圧 ≧ 90mmHg | | 5 |
| COPD なし | | 4 |
| 固形癌もしくは真菌感染症の既往のない血液腫瘍 | | 4 |
| 脱水なし | | 3 |
| 外来管理中に発症 | | 3 |
| 60 歳未満 | | 2 |
| 低リスク：≧21点，高リスク：≦20点 | | |

出典：Klastersky J, et al. The multinational association for supportive care in cancer risk index: a multinational scoring system for identifying low-risk febrile neutropenic cancer patients. J Clin Oncol. 2000; 18: 3038-51.

**ナース**　こんなスコアがあるんですね．発熱患者って全身を詳細に評価しないといけなくて難しいですが，見逃さないように頑張ります!!

# 2章 実践トリアージ！ 臨床推論トレーニング

> **Point 発熱まとめ②**
> - 担癌患者で化学療法中の発熱患者は常にFNを考慮する
> - FN患者では発熱以外の症状が乏しいことが多く細かな診察が必要
> - FNはMASCCスコアで評価を
> - カテーテル関連血流感染症の可能性があれば，カテーテル部位から血液培養を採取！

## ここで発熱患者を評価するうえでの豆知識を知っておきましょう

### バイタルサインを測るとき：発熱と脈拍数

発熱と脈拍数は密接な関係があります．**体温が1℃上がると10回/分上がる**と考えておきましょう．ただし，高齢者や内服薬によっては脈拍数の上昇を認めないことを知っておいてください．

### 感染予防を常に考えよう

発熱患者では常に**周囲への感染予防を考慮**に入れておかねばなりません．とくに麻疹や水痘，結核，渡航者感染症の一部は空気感染を起こすため隔離が必要です．

麻疹では流行地域への渡航歴や二相性の発熱と発疹の存在，水疱を伴う発疹の出現，持続性の咳嗽や血痰など疑うべき症状がある場合には，隔離ができるような体制を整えておきましょう．

最初に言いましたが，発熱はあらゆる病態で出現します．緊急度という点からも，救急外来ではまず感染症，とくに敗血症かどうかを照らし合わせた診察が必要です．そして感染源を考えるうえで発熱以外の随伴症状，局所症状に注意しましょう．局所症状がしっかりあれ

これは!!(典型例)と,ひょっとして!?(非典型例)

ばそこに感染源があることが多いですよ.

 救急センター長 "Dr.有吉" のひとこと

**発熱患者で大事なことは…**
要するに敗血症か否かです.p.49の表2のquick SOFAをメモして持っておきましょう.

### 参考文献

1) Inger M, et al. The Third International Consensus Definitions for Sepsis and Septic Shock (Sepsis-3). JAMA. 2016; 315: 801-10.
2) Seymour CW, et al. Time to treatment and mortality during mandated emergency care for sepsis. N Engl J Med. 2017; 376: 2235-44.
3) Rangel-Frausto MS, et al. The natural history of the systemicinflammatory response syndrome (SIRS): a prospectivestudy. JAMA. 1995; 273: 117-23.
4) Bryan C, et al. Does this adult patient with suspected bacteremia require blood cultures? JAMA. 2012; 308: 502-11.
5) Strehlow MC, et al. National study of emergency department visits for sepsis, 1992 to 2001. Ann Emerg Med. 2006; 48: 326-31.
6) Cantwell L, et al. Infectious disease emergencies in oncology patients. Emerg Med Clin N Am. 2018; 36: 795-810.
7) Guidelines in the management of febrile neutropenia for clinical practice. https://www.ajmc.com/journals/supplement/2017/clinical-advance-in-the-management-of-febrile-neutropenia/guidelines-in-the-management-of-febrile-neutropenia-for-clinical-practice(最終閲覧 2018/12/30).
8) Freifield AG, et al. Clinical practice guideline for the use of antimicrobial agents in neutropenic patients with cancer: 2010 update by the infectious diseases society of america. Clin Infect Dis. 2011; 52: e56-93.
9) Klastersky J, et al. The multinational association for supportive care in cancer risk index: a multinational scoring system for identifying low-risk febrile neutropenic cancer patients. J Clin Oncol. 2000; 18: 3038-51.

## 2章 実践トリアージ！ 臨床推論トレーニング

**コラム**  **Dr. 柳井のワンポイントレクチャー**

# 敗血症〜どこから来てどこへいくのか？〜

「血液培養から黄色ブドウ球菌が出ました！ 敗血症です」．
ちょっと待って．それは「菌血症」です．でも，つい20年ほど前までは菌血症＝敗血症，重症感染症＝なんとなく敗血症（あながち間違いではないのですが）と多くの医療者が考えていたのです．

1991年，アメリカの集中治療学会と胸部医学会が中心となり，「敗血症とは何か」を明確に定義しました[1]．つまり，全身性の炎症反応（systemic inflammatory response syndrome：SIRS，**表1**）[1]を伴う感染症を「敗血症」と呼び，組織循環不全や臓器障害を合併したものを「重症敗血症」，十分な輸液を行っても組織循環不全が改善しない状態を「敗血症性ショック」と定義したのです．
しかしSIRSは熱や白血球数など，あまりにも普遍的な項目からなるため，外傷や熱傷，膵炎など，感染症以外の，しかも感染症と区別しにくく，合併しやすい疾患領域でも満たしてしまうことが問題で，その後の敗血症ガイドラインでは言及されなくなっていました．

そのような中，2016年，新しい敗血症の推測基準が提案されたことは記憶に新しいと思います[2]．quick SOFA（qSOFA）と名付けられたこの基準（**表2**）[2]は，救急外来やICU以外の一般病棟で，死亡リスクの高い敗血症患者を早く発見するための指標として紹介され，SIRSと異なり検査を待たなくてよい簡便さも手伝って瞬く間に浸透した感があります．トリアージで必ず測定する項目であることから，qSOFAをトリアージで活用している施設も多いと思います．

ただ注意すべきは，あくまで敗血症の「推測」手段であること．疑えば呼吸，循環，腎臓，肝臓，凝固の5系統からなるSequential（Sepsis-Related）Organ Failure Assessment（SOFA，**表3**）[1]を計算し，2点以上の上昇を伴う感染症を敗血症と診断すべきとしています．小児には適用できませんし，もともと意識やバイタルサインの不安定な重症患者が入院するICUで使い

## 1 これは‼（典型例）と，ひょっとして⁉（非典型例）

にくいことなどは限界として挙げられます．さらに近年，敗血症の診断には qSOFAよりもやはりSIRSのほうが優れているとする研究結果も見受けられます[3]．敗血症診断の未来はまだまだ予想がつきません．

しかし，意識障害や血圧の低下，呼吸数の低下は危険な病態が隠れている可能性が高いのは確かです．シンプルな指標だからこそ，惑わされず，その裏に隠れている本質を見抜くこと．そこに求められているのは皆さんの医療者としての「野生のカン」，言い換えれば「常識」であるのかもしれません．

**表1** … SIRS の診断基準：以下の 2 項目以上を満たす

- 体温＞38℃もしくは＜36℃
- 心拍数＞90回/分
- 呼吸回数＞20回/分もしくはPaCO₂＜32mmHg
- 白血球数＞12,000/mm³もしくは＜4,000/mm³もしくは桿状核球などの幼若な細胞＞10％のいずれか

出典：American College of Chest Physicians/Society of Critical Care Medicine Consensus Conference: definitions for sepsis and organ failure and guidelines for the use of innovative therapies in sepsis. Crit Care Med. 1992; 20: 864-74.

**表2** … quick SOFA の診断基準：以下の 2 項目以上を満たす

- 意識レベルの変化
- 呼吸回数 ≧ 22回/分
- 収縮期血圧 ≦ 100mmHg

出典：Singer M, et al. The Third International Consensus Definitions for Sepsis and Septic Shock. JAMA. 2016; 315: 801-10.

発熱

## 2章 実践トリアージ！ 臨床推論トレーニング

**表3** … Sequential (Sepsis-Related) Organ Failure Assessment (SOFA)

| | 0 | 1 | 2 | 3 | 4 |
|---|---|---|---|---|---|
| 呼吸<br>$PaO_2/F_3O_2$ | ≧400 | <400 | <300 | <200 | <100 |
| 凝固<br>血小板数（/$\mu$L） | ≧15万 | <15万 | <10万 | <5万 | <2万 |
| 肝臓<br>ビリルビン (mg/dL) | <1.2 | 1.2～1.9 | 2.0～5.9 | 6.0～11.9 | >12.0 |
| 心血管系<br>（カテコラミンの基準は、<br>最低でも1時間投与、<br>単位は$\mu$g/kg/min） | 平均血圧≧<br>70 mmHg | 平均血圧<<br>70 mmHg | ドーパミン<<br>5, またはド<br>ブタミン<br>（どの量でも） | ドーパミン5.1～<br>15, またはアドレナ<br>リン≦0.1, またはノ<br>ルアドレナリン≦0.1 | ドーパミン>15,<br>またはアドレナリン<br>>0.1, またはノル<br>アドレナリン>0.1 |
| 中枢神経系<br>Glasgow Coma Scale | 15 | 13～14 | 10～12 | 6～9 | <6 |
| 腎臓<br>クレアチニン (mg/dL)<br>尿量（mL/日） | <1.2 | 1.2～1.9 | 2.0～3.4 | 3.5～4.9<br>< 500 | >5.0<br><200 |

出典：American College of Chest Physicians/Society of Critical Care Medicine Consensus Conference: definitions for sepsis and organ failure and guidelines for the use of innovative therapies in sepsis. Crit Care Med. 1992; 20: 864-74.

### 参考文献

1) American College of Chest Physicians/Society of Critical Care Medicine Consensus Conference: definitions for sepsis and organ failure and guidelines for the use of innovative therapies in sepsis. Crit Care Med. 1992; 20: 864-74.
2) Singer M, et al. The Third International Consensus Definitions for Sepsis and Septic Shock. JAMA. 2016; 315: 801-10.
3) Serafim R, et al. A Comparison of the Quick-SOFA and Systemic Inflammatory Response Syndrome Criteria for the Diagnosis of Sepsis and Prediction of Mortality: A Systematic Review and Meta-Analysis. CHEST. 2018; 153: 646-55.

**1 これは!!（典型例）と，ひょっとして!?（非典型例）**

# 意識障害

**症例1：70歳，男性，意識障害**

- 独居．朝に家族が訪問すると，呂律が回っておらず反応が鈍い状態で，ソファで横になった状態であったため救急受診した
- 呂律は回っておらず，何を言っているか聞き取れない四肢は左右差なく動いている
- E4V3M5，BP130/80，HR100，RR20，$SpO_2$：99%，BT35.4℃

 このような患者さんが受診したらどのような病態を考えるでしょうか？

 意識障害があって呂律も回っていないのなら，やっぱり頭の病気を最初に考えないといけませんよね？

**Dr.水** 間違いではありませんが，正解とも言えません．意識障害のある患者さんでは，一刻も早く頭部CTを撮影したくなりますよね．しかし最も大事なことは**頭部CTの撮影前にバイタルサインを含め，気道や呼吸，循環が問題ないかを確認する**ことです．確認しないまま頭部CTを撮影しに行くと，撮影室で急変してしまったということも経験したことがあるのではないでしょうか？　どんな病態でもABCDアプローチを常に忘れないようにしてくださいね．

**ナース　一番目立つ問題点に飛びついてしまうことが正解ではないかもしれない**ということですね．肝に銘じておきます．この患者さんの気道は保たれていますし，酸素の状態や血圧は問題なさそうです．麻痺はありませんが，呂律が全然回っていません．やっぱり脳卒中を疑います．

51

**2章** 実践トリアージ！　臨床推論トレーニング

**Dr.水**　なるほど．では血圧と意識障害との関係について少し勉強してみましょう．**収縮期血圧が170mmHg以上であれば「脳に起因する意識障害」である可能性が90％以上**だったとされています[1]．ちなみに「脳以外に起因する意識障害」では，平均収縮期血圧は111mmHgだったということからも，血圧に注意することは大事なのです．

**ナース**　なるほど．この患者さんの血圧はそれほど高くないですね．呂律が回っていないことが気になりますが，頭蓋内疾患以外の可能性を考えないといけないということですね．

**Dr.水**　その通りです．意識障害の患者さんが来院したときにまず行うべき簡単な検査は何でしょう？

**ナース**　そうでした！　血糖測定ですよね！　さっそく測ってみます！
　—先生‼　**血糖値が25mg/dL**でした‼

**Dr.水**　すばらしい．早速ブドウ糖を投与しましょう．あ，その前に注意点を．**ブドウ糖を投与する前には普段の栄養状態を確認する**ようにしましょう．アルコール依存症の患者さんや，るいそうが著明な患者さん，末期癌患者などでは栄養状態が良いとは言えません．そうした患者さんにブドウ糖を投与することで**ビタミンB1不足からウェルニッケ脳症を発症**してしまう可能性があります．ウェルニッケ脳症を予防するためにも**ブドウ糖を投与する前（もしくは同時）**に必ずビタミンB1を投与するようにしてください．

**ナース**　そんな注意点もあるんですね．勉強になりました．

**Dr.水**　さぁ次の患者さんが来ましたよ．

これは!!（典型例）と，ひょっとして!?（非典型例）

> **症例2**：50歳，女性，意識障害
> - 夫と二人暮らし．自立した生活をしている．就寝前まではとくにいつもと変わりなかったことを夫が確認している
> - 朝になってもなかなか起きてこないため夫が見に行き，呼びかけても起きてこないため救急要請
> - 呼びかけると開眼し発声はあるが，単語にはならないような状態．四肢の動きに左右差はなさそうである
> - E3V3M5，BP130/80，HR80，RR20，$SpO_2$：99％，BT36.4℃

　最初にABCを確認しますが，これらは問題なさそうです．血糖を確認してから頭部CTが必要だと思います．でも血圧はそれほど高くないですね．ということは頭蓋内疾患以外の病態も考えないといけないと思います．

　しっかり考えることができているじゃないですか．この患者さんでは意識障害がありますので，トリアージ的には緊急性がありますね．早々に検査を進めていきましょう．

**ナース**　血糖値も問題なく頭部CTでも異常がありませんでした．

**Dr.水**　ではどのような鑑別診断を考えないといけないでしょうか？　意識障害の鑑別は非常に多くの疾患がありますよね．それをまとめてみましょう（**表1**）．
　こうした鑑別診断を行うためにはやはり病歴聴取や身体診察が非常に大事なんです．
　既往歴からは血糖関連によるものや尿毒症の可能性，電解質異常の可能性も考えることができますし，バイタルサインからはショックや高体温・低体温が鑑別の上位に入ってきますよね．

## 2章 実践トリアージ！ 臨床推論トレーニング

**表1** … 意識障害の鑑別診断「AIUEO TIPS」

| | |
|---|---|
| **A**lcohol | アルコール中毒，アルコール離脱 |
| **I**nsulin | 高血糖・低血糖 |
| **U**remia | 尿毒症 |
| **E**ncephalopathy<br>**E**lectrolytes<br>**E**ndocrine | 脳症（高血圧性，肝性）<br>電解質異常<br>内分泌疾患 |
| **O**xygen<br>**O**verdose | 低酸素血症・一酸化炭素中毒<br>薬物中毒 |
| **T**rauma<br>**T**emperature | 外傷<br>高体温・低体温 |
| **I**nfection | 感染症 |
| **P**sychiatric<br>**P**orphylia | 精神科疾患<br>ポルフィリア |
| **S**hock<br>**S**troke<br>**S**eizure | ショック<br>脳卒中（くも膜下出血を含む）<br>痙攣 |

出典：寺沢修一, 他. 研修医当直御法度 第6版: 三輪書店; 2016. 4.

　身体所見では眼を確認するようにしましょう．眼が左右どちらかに寄っている状態（共同偏視）であれば，脳卒中を疑わなければなりません．瞳孔不同があってもそうですね．
　また，瞳孔が非常に小さく縮瞳しているようなら橋出血・梗塞，有機リン中毒，麻薬中毒を考えましょう．

**ナース**　すぐに検査ができてしまう環境では，検査に頼ってしまいます．病歴聴取と身体診察なら看護師にもできますもんね．さっそく家族にお話を伺ってみます．
　—先生，ご家族に話を聞いたところ，とくに基礎疾患はないようですが，最近不眠に悩んでいて睡眠薬を飲むようになっていたそうです．昨日は眠れなかったようで，いつもより多くの量の睡眠薬を飲んだかもしれないとのことでした．以前にも一度同様のことがあったようです．

### 1 これは‼（典型例）と，ひょっとして⁉（非典型例）

**Dr.水** なるほど．ではこの患者さんは薬物中毒かもしれませんね．もちろん他の疾患を可能な限り除外する必要はありますが，家族に部屋を調べてもらって薬剤のPTPを探してもらうこともいいかもしれません．

救急外来を受診した意識障害患者の報告では，**中毒や脳血管疾患，代謝性疾患が多く，精神科的疾患は少ないんです**．急性の意識障害患者では，精神疾患のある患者さんであっても，それを最初に考えてはいけないということを意識しておきましょう．特に**60歳未満の患者では頭蓋内疾患ではなく中毒が最も多い**[3] ということも知っておくといいかもしれないですね．

**ナース** 他に，**高齢者の意識障害では感染症が原因として多い**[4] ということを聞いたこともあります．頭蓋内疾患以外の原因の患者さんがこれほど受診しているとはびっくりします．気をつけないと．

**Dr.水** さぁ，次の患者さんです．診察を始めましょう！

---

**症例3：70歳，男性，意識障害・右片麻痺**　〈非典型例 ひょっとして⁉〉
- 妻と二人暮らし．食事をしているときに急に胸を押さえて苦しみだしたため，救急要請
- 救急隊到着時には傾眠であり，右上下肢の動きが悪い
- E2V2M5，BP90/40，HR110，RR20，SpO$_2$：93%，BT35.4℃

---

意識障害があり，右片麻痺も認めています．これは脳卒中で間違いないのではないですか⁉

意識障害があり，麻痺があるのなら脳卒中は鑑別の最上位に入れなければなりませんね．**脳卒中の"FAST"**を迅速に評価するよ

**2章** 実践トリアージ！ 臨床推論トレーニング

うにしましょう（**表2**）．

**表2** … 脳卒中の FAST

| Face | 顔面神経麻痺の有無．歯を見せて「イーッ」として左右差がないか |
|---|---|
| Arm | 麻痺の有無．Barre テストの確認 |
| Speech | 呂律が回っていないかどうか |
| Time | 発症時間の確認，すぐに救急要請 |

出典：National stroke association. https://www.stroke.org/understand-stroke/recognizing-stroke/act-fast/

**ナース** 脳梗塞であれば時間との勝負ですよね．**4.5時間以内なら血栓溶解剤（tPA）の投与，6時間以内なら血管内治療の適応を考えねばならない**ですから．

**Dr.水** よく勉強していますね．脳梗塞では，時間だけではなく頭蓋内の主要血管が閉塞していないかどうかも治療方針を考えるうえで重要です．病院前での評価になりますが，**主要血管の閉塞を予測するには意識状態や麻痺の有無だけではなく，とくに失語や空間無視といった皮質症状の有無が重要**といわれています（**表3**）[6, 7]．麻痺の有無と一緒に簡単に確認できるので，忘れないようにしたいですね．

**表3** … 頭蓋内主要血管閉塞の予測ツール

| 眼球偏移の有無を観察 | |
|---|---|
| 眼鏡や時計などを見せて，正確に返答できるかどうかを確認 | |
| 指の数を見せて，正確に返答できるかどうかを確認 | |
| 1つ異常 | 感度85％，特異度72％ |
| 2つ異常 | 感度62％，特異度84％ |
| 3つ異常 | 感度71％，特異度95％ |

出典：Suzuki K, et al. Emergent large vessel occlusion screen is an ideal prehospital scale to avoid missing endovascular therapy in acute stroke. Stroke 2018; 49: 2096-101.

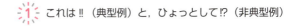 これは!!（典型例）と，ひょっとして!?（非典型例）

**ナース**　麻痺や呂律障害にばかり目を奪われていました．これからは注意して評価していきます．

**Dr.水**　さて，先ほどの患者さんですが，脳血管疾患の可能性があることは誰の目にも明らかだと思います．しかし，最初に評価することはなんでしたっけ？

**ナース**　低血糖を除外することです!!

**Dr.水**　その通りですね．基本的なことをおろそかにしてはいけません．血糖値は200mg/dLですから，低血糖ではありません．もうひとつこの患者さんで気になる点はありませんか？

**ナース**　そういえば，頭蓋内疾患を疑うわりには血圧が低いです．

**Dr.水**　そうですね．よく気づきました．繰り返しになりますが，**意識障害の原因が頭蓋内疾患である場合，高血圧をきたすことが多い**です．もちろん高血圧ではないから頭蓋内疾患ではないということではありませんので，精査は必ず必要ですが，頭蓋内以外の疾患も鑑別にあげておかなければなりません．

**ナース**　そういえば，意識障害をきたす前に激しい胸痛を訴えています．血圧が低いことも考えると，心血管疾患を考えなければならないのではないでしょうか？

**Dr.水**　では頭蓋内疾患の確認も含めて，バイタルサインにとくに変化がないことを確認のうえ，CT撮影を行いましょう．

**ナース**　先生！　頭蓋内はとくに問題ありませんでしたが，胸部CTで**大**

**2章** 実践トリアージ！ 臨床推論トレーニング

**動脈解離**（Stanford A）が確認できました‼

**Dr.水** しっかり診断できましたね‼ 意識障害の原因が大動脈解離で
あることは多くはありません．しかし，**意識障害や麻痺など神経学的異
常があり，低血圧も認める場合には大動脈解離を必ず疑う**必要がありま
す[8]．非典型的ではありますが致死的な疾患ですので，わずかな手がか
りを見逃さないようにしておきましょう．

> **Point** 意識障害まとめ
>
> ● 意識障害≠頭蓋内疾患である（低血糖など…）
> ● CT撮影よりもABCの安定化が優先！
> ● 低血圧があれば頭蓋内疾患以外を必ず検索‼

**参考文献**

1）keda M, et al. Using vital signs to diagnose impaired consciousness: cross sectional observational study. BMJ. 2002; 325: 800.
2）寺沢修一, 他. 研修医当直御法度　第6版: 三輪書店; 2016. 4.
3）Forsberg S, et al. Coma and impaired consciousness in the emergency room: characteristics of poisoning versus other causes. Emerg Med J. 2009; 26: 100-2.
4）Wilber ST, et al. Altered mental status in older emergency department patients. Emerg Med Clin N Am. 2006; 24: 299-316.
5）National stroke association. https://www.stroke.org/understand-stroke/recognizing-stroke/act-fast/
6）Suzuki K, et al. Emergent large vessel occlusion screen is an ideal prehospital scale to avoid missing endovascular therapy in acute stroke. Stroke. 2018; 49: 2096-101.
7）Beune LA, et al. Large vessel occlusion in acute stroke cortical symptoms are more sensitive prehospital indicators than motor deficits. Stroke. 2018; 49: 2323-9.
8）Ohle R, et al. Clinical examination for acute aortic dissection: a systematic review and meta-analysis. Acad Emerg Med. 2018; 25: 397-412.

**1 これは!!（典型例）と，ひょっとして!?（非典型例）**

> コラム  **Dr. 柳井のワンポイントレクチャー**

## 意識障害≠頭蓋内疾患！ 大原則，のはずが…

　意識障害（Dの異常）イコール頭蓋内疾患ではない．そうERで叩き込まれたはずなのに．やってしまいました．

　救急当直中の出来事です．痩せた，80代の女性，既往歴はリウマチ性多発筋痛症．昨夜は元気に食事をとって就寝したのに，朝全く目を覚まさないと救急搬送されてきました．少し血圧が高めですが，脈拍，呼吸回数，酸素飽和度に異常なし，ただ意識レベルはE1V1M1でした．血糖値も正常範囲内でした．瞳孔を見ると左右とも縮瞳しています．家族に聞いても睡眠薬は何も飲んでいないとのこと．と，いうことは，橋病変か！　気道確保して即座にMRIへ直行しましたが，何も異常所見がありません．救急外来へ戻り，戻ってきた血液ガス検査結果を見た瞬間，私も目が点になりました．

　「これだったのか‼」

　$PaCO_2$ 100mmHgに迫る高二酸化炭素血症だったのです．入院翌日には意識清明となり，抜管に至ったと入院担当医から聞きました．

　縮瞳の原因として有機リン中毒，橋出血，オピオイド中毒の3病態は有名ですが，いずれも遭遇する頻度はそれほど多くありません．高二酸化炭素血症はより頻繁に遭遇するはずですが，縮瞳に気づくことはそれまでありませんでした．高二酸化炭素血症で縮瞳が見られる機序はあまり明確ではないようですが，呼吸抑制により副交感神経が有意になるためではないかといわれています．なぜこの患者さんが急に，意識障害まで生じる高二酸化炭素血症に至ったのかははっきりしませんでしたが，痩せた高齢者の胸郭変形が換気障害に関連していたのではないかと想像しています．

　意識障害の患者さんは躊躇なく最緊急のトリアージに分類されると思いますが，そこからの鑑別は多岐にわたります．その中で緊急度の高い疾患，すぐに対処できる疾患をさらにトリアージすることで，余計な検査を減らし，患者さんへの危険を回避できる可能性があります．CTやMRIに行く前に，「先生，先に血液ガスの結果を見てきます！」と言ってくれる看護師さんのいる救急外来．そんな病院に運ばれた患者さんは幸せですし，そんな看護師さんと一緒に働きたいなあ…と，自分の失敗を棚に上げて，思います．

## 2章 実践トリアージ！ 臨床推論トレーニング

**コラム**  **Dr. 柳井のワンポイントレクチャー**

# 五感，じゃなくて四感を使おう！ トリアージ！

深夜の救急外来．「父の様子がおかしいので連れてきたんですが，トイレから戻ってこないんです」．声をかけられた看護師が見に行くと，トイレで倒れている高齢男性の姿が….即座に人を呼び，ストレッチャーでERに運び込みました．「先生，JCS300で呼吸もありません！ 嘔吐もしています」，「よし，気道確保だ！ 挿管の準備を！」．喉頭展開した先生は，はっと，気がつきました．「ん…このにおいは」．

あたりに漂う独特のニンニク臭．そう，自殺目的での，有機リン系農薬の服毒だったのです．連れてきた息子さんもまさか父親が自宅で有機リン系農薬を飲んだとは気がついていませんでしたが，自宅に戻り空瓶があるのを確認，縮瞳や流涎，血清コリンエステラーゼ値の異常低値などから確定診断され，ICUに入室しました．

毒性のある薬物には独特のにおいを発するものがあります（**表1**)[1]．機械が測定する血圧や酸素飽和度だけでなく，あなたの四感（五感のうち味覚を除く）を使って患者さんの発する危険信号を読み取るスキルを磨きましょう（**表2**)[1]．皮膚の色，瞳孔の大きさ，皮膚温，発汗あるいは乾燥，呼気臭気，体臭，

**表1** … 特殊なにおいを発する薬物，疾患

| 臭気 | 薬物，疾患 |
|---|---|
| 苦いアーモンド臭 | 青酸化合物 |
| ニンジン臭 | シクトキシン（ドクゼリ） |
| フルーツ臭 | 糖尿病性ケトアシドーシス，イソプロパノール |
| ニンニク臭 | ヒ素，有機リン，セレニウム，ジメチルスルホキシド（DMSO） |
| 防虫剤臭 | ナフタリン，樟脳 |
| 洋ナシ臭 | 抱水クロラール |
| 腐った卵のにおい | 硫化水素，二酸化硫黄 |

出典：Erickson TB, et al. The approach to the patient with an unknown overdose. Emerg Med Clin North Am. 2007; 25: 249-81.

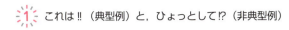 これは‼（典型例）と，ひょっとして⁉（非典型例）

発声，呼吸音…．とくに，強い臭気を発する中毒物質の中には患者さんと接した家族や医療者に二次災害を起こすものもあります．あなたの四感を活用したトリアージが，たくさんの人を救うかもしれません．

### 表2 … バイタルサイン異常をきたす薬物，薬物関連病態

| | |
|---|---|
| 徐脈 | βブロッカー，Caブロッカー，麻薬，コリンエステラーゼ阻害薬，抗不整脈薬，ジギタリス製剤，エタノールなどアルコール類 |
| 頻脈 | 抗コリン薬，抗ヒスタミン薬，三環系抗うつ薬，甲状腺ホルモン薬，テオフィリン，コカイン，カフェイン，フェンシクリジン（エンジェルダスト），アンフェタミン，アルコール離脱 |
| 低体温 | 一酸化炭素，麻薬，経口血糖降下薬，インスリン，アルコール類，催眠鎮静薬 |
| 高体温 | 抗ヒスタミン薬，サリチル酸，抗うつ薬，抗精神薬，抗コリン薬，交感神経作動薬，セロトニン症候群，悪性症候群，アルコール離脱 |
| 低血圧 | βブロッカー，Caブロッカー，その他降圧薬，抗うつ薬，催眠鎮静薬，アミノフィリン，ヘロイン，麻薬 |
| 高血圧 | コカイン，カフェイン，アンフェタミン，ニコチン，抗コリン薬，甲状腺ホルモン薬，交感神経作動薬 |
| 頻呼吸 | パラコート，ホスゲン，サリチル酸，フェンシクリジン（エンジェルダスト），その他代謝性アシドーシスをきたしている場合 |
| 徐呼吸 | 催眠鎮痛薬，アルコール，麻薬，マリファナ |

出典：Erickson TB, et al. The approach to the patient with an unknown overdose. Emerg Med Clin North Am. 2007; 25: 249-81.

### 参考文献

1) Erickson TB, et al. The approach to the patient with an unknown overdose. Emerg Med Clin North Am. 2007; 25: 249-81.

意識障害

2章 実践トリアージ！ 臨床推論トレーニング

# 頭痛

**症例1：75歳，女性，頭痛**

- 朝食の後片付けをしていたところ，急に頭痛を自覚した．頭全体が痛くなり，すぐに鎮痛薬を内服したが，2時間以上たってもあまり効果がなく救急外来を受診した
- これまでも時折頭痛はあったが，いつもは右側のみが痛くなり，鎮痛薬を内服すると30分程度で改善する
- 顔色は悪くないが，頭痛と嘔気がありつらそうである
- 意識清明，BP155/90mmHg，HR90/min，RR16回/min，$SpO_2$：99％，BT36.3℃

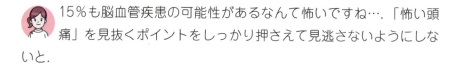　頭痛を主訴に救急外来を受診する患者さんは少なくありません．多くは対症療法で問題ないのですが，**救急搬送されてきた15％が脳血管疾患**であったという報告[1]もあります．**救急外来で問題となるのは，くも膜下出血や外傷など「なんらかの原因がある」二次性頭痛**です．片頭痛や筋緊張性頭痛などは一次性頭痛であり，対症療法をせざるを得ません．もちろん**早期に鎮痛を行うことは非常に大事**なことですから遅れないようにしましょうね．

　15％も脳血管疾患の可能性があるなんて怖いですね…．「怖い頭痛」を見抜くポイントをしっかり押さえて見逃さないようにしないと．

**Dr.水**　先ほどの患者さんで「この症状は危ないかも」と，気になる点はありますか？

**ナース**　「急に起こった」という点が気になります．ただこれまでも頭痛を経験したことがあると言っていますし，気にしすぎのような気もする

１ これは‼（典型例）と，ひょっとして⁉（非典型例）

のですが．

**Dr.水** いい着眼点ですね．二次性頭痛を疑う症状をまとめてみます（**表1**）．

### 表1 … 二次性頭痛を疑う病歴・所見

| 全身症状 | 発熱，痩せ，筋肉痛，髄膜刺激症状，嘔吐…など |
|---|---|
| 基礎疾患 | 悪性腫瘍，AIDS…など |
| 神経学的症状 | 意識障害，麻痺，感覚障害，歩行障害…など |
| 発症様式 | 突然発症，雷鳴様頭痛（突然の非常に激しい頭痛） |
| 年齢 | 40歳以上の初発の頭痛 |
| 変化 | いつもと違う頭痛（程度・持続時間・性状） |

神経学的症状がある場合，突然発症の激痛の場合，AIDS患者，50歳以上の初発の頭痛ではCT撮影がすすめられる[2]．

先ほどの患者さんは発症した状況をしっかり覚えているくらい「突然起こった，強い頭痛」を自覚されています．また，持続時間や痛みの場所など，「いつもと違う頭痛」を自覚されています．二次性頭痛を考えなければなりませんね．

**ナース** 頭痛をよく経験している患者さんだと，大丈夫だろうと安易に思ってしまいがちでした．これからは**「いつもと同じような頭痛ですか？違いますか？」ということを，必ず聴取する**ように心がけます．

**Dr.水** そうですね．慢性的な頭痛の既往があることが，危険な頭痛が見逃されているひとつの要因でもあります．では，この患者さんはどのような疾患をまず考えないといけないでしょうか？

**ナース** 突然発症の強い頭痛なので，まずはくも膜下出血（Subarachnoid hemorrhage：SAH）を最初に考えなければならないと思います．

**Dr.水** その通りですね．**SAHに特徴的な身体所見はありません．意識**

## 2章 ▶ 実践トリアージ！ 臨床推論トレーニング

障害をきたすことはありますが，脳出血や脳梗塞のように麻痺が出たりすることは多くないんです．ですから，**病歴が最も重要**になります．①**突然**，②**最悪・非常に強い**，③**急性増悪**のうち1つでも該当すれば常にSAHの可能性を考えるようにしましょう．

参考までですが，SAHを効率よく除外できないかと，以下のような予測ツールがあります（**表2**）．参考にしてみてください．

### 表2 …オタワSAHルール

15歳以上，非外傷性，新規の激しい頭痛，1時間以内に最強になる頭痛の訴えがあり，神経学的異常やSAH，脳腫瘍，反復性頭痛の既往のない場合

❶ 40歳以上
❷ 頸部痛または項部硬直
❸ 意識消失
❹ 労作時発症
❺ 急激に最大となる雷鳴様頭痛
❻ Brudzinski test陽性（臥位で頭を前屈させると，膝関節・股関節が屈曲する）

1つでも当てはまれば精査を，すべて当てはまらなければ，感度100%，特異度15%でSAHを否定

出典：Prerry JJ, et al. Clinical decision rules to rule out subarachnoid hemorrhage for acute headache. JAMA. 2013;310:1248-55.

**ナース** 頭部CTを撮影すると，やっぱり**SAH**がありました．早く診断できてよかったです．

**Dr.水** 発症6時間以内のSAHであれば，第三世代CTで撮影し放射線科医が読影することで，100%診断できるとされています[4]．救急医が100%診断するのは困難ですので，CTで確認できなくても病歴から除外できなければ，MRIや腰椎穿刺が考慮されることを知っておいてください．

1 これは!!(典型例)と,ひょっとして!?(非典型例)

> **Point 頭痛ポイント①**
> ● 二次性頭痛を疑う病歴・所見を検索する
> ● 突然発症・激痛・急性増悪があれば,SAHを考える

Dr.水　では,次の患者さんを診てみましょう.

> **症例2:** 35歳,女性,頭痛
> ●事務仕事をしているときに頭痛を自覚.次第に増悪し嘔気も伴ってきたため仕事を早退して救急外来を受診した.頭痛と嘔気以外の症状はない
> ●数ヵ月前にも同様の頭痛を自覚したが,自宅で休んでいたら翌日には改善した
> ●意識清明,BP115/50mmHg,HR80/min,RR16回/min,$SpO_2$:99%,BT36.3℃

　痛みはつらそうですが,徐々に増悪してくる痛みで全身症状もありません.数ヵ月前に経験した頭痛とよく似ているとのことでした.頭痛のred flagはなさそうです.

　よくポイントを押さえていますね.たしかにこの患者さんは緊張性頭痛や片頭痛などの**一次性頭痛**の可能性をまず考えます.緊張型頭痛が頭痛の原因として最も多いといわれていますが,救急外来を受診する一次性頭痛で最も多いのは片頭痛です.救急外来では致死的な頭痛を見逃さないことが重要ですが,一次性頭痛の特徴を知っておくことも重要なので覚えておいてください(**表3**)[3].

ナース　問診をしてみると,右側の前頭部あたりがズキンズキンと痛むよ

## 2章 実践トリアージ！ 臨床推論トレーニング

### 表3 … 一次性頭痛の特徴

|  | 片頭痛 | 緊張型頭痛 |
|---|---|---|
| 好発年齢 | 30代（60歳以降で初発は非常に稀） | 10～60代までさまざま |
| 持続時間 | 4～72時間 | 反復性（30分～7日）<br>慢性（15日/月） |
| 部位 | 前・側頭部 | 全体・後頭部・はちまき様 |
| 偏在性 | 60％が片側性 | 両側性（どちらかに偏ることはある） |
| 程度 | 中等度～重度<br>日常生活に支障をきたす | 軽度～中等度<br>日常生活には支障をきたさない |
| 随伴症状 | 嘔気・嘔吐，光・音過敏，前兆（閃輝暗点など） | 肩こり，めまい感など |
| 誘因 | 月経，ストレス，睡眠不足・過眠，光，騒音 | ストレス |

出典：Prerry JJ, et al. Clinical decision rules to rule out subarachnoi d hemorrhage for acute headache. JAMA. 2013;310:1248-55.

うです．嘔気もあったとのことでした．仕事も早退するくらいですから日常生活に支障が出ています．数ヵ月前に同様の頭痛があったことから考えると片頭痛が疑われます．

**Dr.水** そうですね．**診断では「POUND」という問診と病歴も有効**で，5項目中4項目を満たせば片頭痛の可能性はかなり高くなります（**表4**）[5]．
片頭痛でひとつ注意をしておかなければならないことは，**高齢者を安易に片頭痛と考えない**ということです．特徴にもありますが，**高齢者で初発の片頭痛はまずない**と考えておいてください．

### 表4 … 片頭痛の診断「POUND」

| | |
|---|---|
| **P**ulsating | 拍動性頭痛 |
| h**O**ur duration | 持続時間 |
| **U**nilateral | 片側性 |
| **N**ausea / vomitting | 嘔気／嘔吐 |
| **D**isabling | 日常生活への支障 |

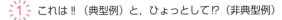 これは‼(典型例)と，ひょっとして⁉(非典型例)

出典：Detsky ME, et al. Does this patient with headache have a migraine or need neuroimaging? JAMA. 2006;296:1274-83.

**Dr.水** 一次性頭痛には他にも三叉神経痛や自律神経性頭痛などありますが，**薬物乱用性頭痛**も覚えておきましょう．原因薬剤としては慢性的に多用される鎮痛薬やカフェインなどが多いとされていますので，この病歴も聴取できるようにしたいですね．

### Point 頭痛ポイント②

- 一次性頭痛（片頭痛・緊張型頭痛）の特徴を知ろう
- 高齢者の頭痛では安易に一次性頭痛と診断しない（特に片頭痛は稀）

### 症例3：55歳，男性，頭痛　非典型例 ひょっとして⁉

- 焼肉店で働いていたら，頭痛を自覚．次第に増悪し我慢できなくなった．嘔気も伴ってきたため来院．来院したときには症状は改善傾向であり，我慢できるくらいの頭痛になっている
- これまで病院にかかったことはない
- 意識清明，BP145/80mmHg，HR100回/min，RR18回/min，$SpO_2$：99%，BT36.3℃

 さぁ，次の患者さんが来ましたよ．
病歴聴取しトリアージを行った結果はいかがでしたか？

突然発症ではなく，仕事中に軽い頭痛を自覚するところから始まり，徐々に数時間で増悪してきたようです．神経症状もありませんし嘔気は診察時には収まっていました．他に発熱などの全身症状はありません．強く緊急性があるとは考えないのですが….

**Dr.水** 二次性頭痛を考慮に入れる必要性はありそうですか？

2章 実践トリアージ！　臨床推論トレーニング

**ナース**　これまで頭痛をほとんど経験していない人が比較的強い痛みを経験していますし，年齢的にも二次性頭痛を考慮しなければならないとは思います．ただ，鑑別診断があまり思い浮かばないです．

**Dr.水**　ご指摘のように，55歳で初発の頭痛であり，我慢できないほどの痛みであった点は二次性頭痛を考えなければならないですね．
　そういえば，この患者さんと同じ職場の従業員の方も頭痛で受診されていましたよ．ただ診察時にはやはり改善していたようです．

**ナース**　そうなんですか？
　**同じ環境にいる人が同じタイミングで同様の症状を訴える人がいる**というのは，何かひっかかります．焼肉店に問題があるのではないかなぁ…．

**Dr.水**　すばらしい‼　**同様の症状が複数人いるということは，その人たちがいた環境に問題がある**可能性を考えないといけませんね．どのような鑑別診断をあげることができるでしょう？

**ナース**　環境的な問題で非特異的な症状をきたしているなら，なんらかの中毒を疑わないといけないでしょうか…．焼肉店となると…，==一酸化炭素中毒==なのでは⁉

**Dr.水**　大正解です！　血液ガス検査ではCO-Hbが15％でした．一酸化炭素中毒は早期には頭痛やめまい，嘔気など非特異的な症状しか現れません．重篤化すると不整脈や失神まで起こします．治療は酸素吸入ですから，**原因となる環境を離れると自然に改善**されてきますから，原因不明の一次性頭痛として経過観察されることが多いです．

**ナース**　中毒は非特異的な症状しかないことも多く，鑑別診断では忘れがちになってしまうので注意します．中毒に限ったことではありませんが，

**1 これは!!（典型例）と，ひょっとして!?（非典型例）**

**周囲の状況を確認することも大事**ですね．

**Dr.水** 意識障害と同様に頭痛＝頭蓋内疾患ではありません．SAHや脳卒中，髄膜脳炎など緊急性のある疾患は頭蓋内疾患であることが多いですが，緑内障発作や中毒も忘れないようにしたいですね（**表5**）．

**表5** … 症状や病歴と頭痛をきたす疾患の例

| 意識障害・麻痺・構音障害など | くも膜下出血・脳卒中・脳炎 |
|---|---|
| 発熱・項部硬直 | 髄膜炎 |
| 外傷 | 外傷性頭蓋内出血 |
| 妊婦・褥婦 | 子癇 |
| 視力低下・眼球結膜充血 | 緑内障発作 |
| 感冒・膿性鼻汁・顔面叩打痛 | 副鼻腔炎 |

### Point 頭痛まとめ

- 救急外来では二次性頭痛を検索する
- 二次性頭痛を考慮する特徴を覚えておく
- 突然発症・激痛・急性増悪は緊急性ありと判断しよう
- 頭蓋内疾患以外の鑑別も忘れずに

### 参考文献

1) 横山雅子，他．救急搬送患者における頭痛．日本頭痛学会誌 2018; 28: 4-5.
2) Edlow JA, et al. American College of Emergency Physicians. Clinical policy: critical issues in the evaluation and management of adult patients presenting to the emergency department with acute headache. Ann Emerg Med. 2008; 52: 407-36.
3) Prerry JJ, et al. Clinical decision rules to rule out subarachnoid hemorrhage for acute headache. JAMA. 2013; 310: 1248-55.
4) Landtblom AM, et al. Sudden onset headache: a prospective study of features, incidence and causes. Cephalalgia. 2002; 22: 354-60.
5) Detsky ME, et al. Does this patient with headache have a migraine or need neuroimaging? JAMA. 2006; 296: 1274-83.

2章 実践トリアージ！ 臨床推論トレーニング

# めまい

> **症例1**：60歳，女性，めまい
>
> - 起床してトイレに行こうとしたときに，急にぐるぐる回るようなめまいを自覚した．その場で安静にしていると改善したが，再度動こうとするとめまいが出現．繰り返して動けないため救急要請
> - 意識清明，麻痺はない，めまいで歩行不可能
> - 既往歴：脂肪肝，内服薬なし
> - BP165/70mmHg，HR90/min，RR12回/min，$SpO_2$：99%，BT36.3℃
>
> 典型例 これは!!

めまいを主訴に来院する患者さんは多いですね．来院するめまいの原因と割合は以下のようになります（**表1**）[1]．

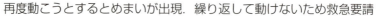

**表1** … 救急外来に来院するめまいの原因

| めまいの原因 | 末梢性<br>前庭神経症状 | 中枢性<br>前庭神経症状 | 精神疾患 | 非前庭神経／<br>非精神疾患 | 不明 |
|---|---|---|---|---|---|
| 一般外来 | 43% | 9% | 21% | 34% | 4% |
| 救急外来 | 34% | 6% | 9% | 37% | 19% |

出典：Kroenke K, et al. How common are various causes of dizziness? a critical view. South Med J. 2000; 93: 160-7.

**ERでは100人中6人が中枢性めまい**なんですから，怖い話ですね．**末梢性めまいの中では良性発作性めまいが最多**であることは知っておきましょう．

 めまいの鑑別には性状（回転性や浮動性など）が大事だと聞いたことがあります．実際にめまいの性状ってよくわからないんですけど，どう鑑別すればいいのでしょうか？

**1** これは!!（典型例）と，ひょっとして!?（非典型例）

**Dr.水** 実はめまいの性状を正確に分類することは難しく，**62％はひとつに分類できない**んです[2]．最近では**急性重度めまい，反復性頭位性めまい（頭位変換に伴う），反復性めまい（誘因なく起こる反復するめまい）**，という分類が使われています（**表2**）[2]．救急外来では，急性重度めまいの中でもAVS（Acute Vestibular Syndrome：急性前庭症候群）といわれる，急性発症し数日持続する，神経症状を伴わないめまいにとくに注意する必要があります．

**表2** … めまいの分類

| 病態 | 内容 | 代表的疾患 |
|---|---|---|
| 急性重度めまい | 急性発症<br>重度で数日持続嘔気<br>嘔吐を伴う | 前庭神経炎脳卒中 |
| 反復性頭位めまい | 頭位変換に伴う<br>数秒から数分の持続 | BPPV，小脳腫瘍など |
| 反復性めまい | 誘因なし数分から数日の持続 | メニエール病・<br>前庭性片頭痛 TIA など |

出典：Newman-Toker DE, et al. Imprecision in patient reports of dizziness symptom quality: a cross-sectional study conducted in an acute care setting. Mayo Clin Proc. 2007;82:1329-40.

　この分類で注意したいことは，**前失神が考えられていない**ということですね．めまいを主訴とする患者さんの中には，意識を失ってしまう一歩手前の症状（前失神）を「めまい」と表現する患者も多数います．

**ナース** たしかに，めまいで来院した患者さんの話を聞いていると，ふらっと来て意識を失いそうになりました…という方も．「それって失神じゃない？」って思っちゃいました．

**Dr.水** めまいと前失神はアプローチの仕方が全く違うことはご存じの通りです．つまりめまいの患者が来院したときには，**前失神かどうかをま**

実践トリアージ！　臨床推論トレーニング

ず考える**ようにしましょう．

**ナース**　先生，この患者さんは前失神ではなさそうですよ．話を聞くとベッドから体を起こしたときに急に発症したとのことです．安静時には比較的落ち着いているのですが，起き上がったりなど**体位を変えることによってめまいが誘発・反復**され，**安静にしていると1分程度で改善する**とのことでした．頭位変換に伴うものと考えると，BPPVが疑われます！

**Dr.水**　いいですねぇ，BPPVは最も頻度の高いめまいですので，正しく判断できるようにしましょう．めまいの患者さんでは他にどのような病歴や身体診察を行いますか？

**ナース**　**構音障害や歩行障害など神経症状，眼振，難聴などの耳の症状**などの確認でしょうか？

**Dr.水**　ほぼ正解ですね．**頭痛や複視，構音障害，嚥下障害などの神経症状があればまず中枢性めまい**を疑わなければなりません．一方でめまい患者の多くは歩行が難しいので，これだけで中枢性と末梢性を鑑別することはできません．ただ**歩行できない場合は必ず中枢性めまいを考慮**してください．
　**BPPVでは難聴や耳鳴りの蝸牛症状はありません．また，めまい時には一方向性の眼振**を認めますので，その点も確認することが大事ですね．

**ナース**　さっそく確認してきます!!
　―先生，たしかに右方向に眼振がありました！　難聴や耳鳴りもないですし，臥位の状態では神経症状はありませんでした．

**Dr.水**　よくできました．まだ歩行ができるかを確認していませんので安心はできませんが，おそらく**BPPV**の可能性が高そうですね．**最後に歩**

**これは‼（典型例）と，ひょっとして⁉（非典型例）**

**行ができるかを確認する**ことを忘れないように‼

> **Point　めまい まとめ①**
> - めまいは大きく3つの分類で考える
> - めまいの訴えがあれば，まずは前失神を除外する
> - 中枢性めまいを疑わせる症状を確認する

> **症例2：** 47歳，女性，ふらつき，めまい
> - 事務仕事中にパソコン作業をしていると急にふらつきと気分不良を自覚した
> - 嘔気が強くトイレに行こうとしたが，ふらついてまっすぐ歩けなかったため同僚が救急要請
> - 気分不良のため閉眼（E3V5M6），麻痺はなく呂律障害もない
> - 既往歴：とくに病院には受診していない，内服薬なし
> - BP145/60mmHg，HR90/min，RR22回/min，$SpO_2$：99%，BT36.3℃

 めまいを主訴とする患者さんで，まず考えることは何でした？

 **前失神かどうかを確認する**こと，**中枢性めまいを疑う神経症状を確認する**ことです！

Dr.水　その通り．では，病歴聴取と身体診察を行ってみましょう．

**2章** 実践トリアージ！　臨床推論トレーニング

**ナース**　前失神ではないことは間違いありません．パソコンで文章を入力しているときに発症したみたいです．文章も覚えているくらいなので，突然発症だと考えます．構音障害や嚥下障害はなく麻痺，感覚障害もなさそうです．眼振ははっきりしませんでした．

**Dr.水**　めまいの誘因や持続時間はどうでしたか？

**ナース**　めまいは来院時にも持続していて，すでに**1時間程度**になるそうです．とくに**頭位変換などの誘因はなく**，安静にしているときにも「ふわふわする感じ」という浮動感があるとのことでした．前の患者さんほど激しいめまいではなさそうなので，大丈夫じゃないですかね？

**Dr.水**　復習になりますが，めまいに対する問診では，**発症状況と持続時間**が大事になります．発症状況では誘因や随伴症状があるのかを質問します．BPPVでは頭位変換時に誘発されますよね．とくに**誘因なく姿勢にも関係のないめまいは要注意**ですよ．**持続時間は鑑別診断を考えるうえで非常に大事**なので確認しましょう（**表3**）．でも，症状の程度で判断するのはいただけません．それ以外はしっかりできていたのに惜しい‼

**表3**…めまいの持続時間と鑑別診断

- 鑑別診断
- BPPV
- TIA，片頭痛，メニエール病
- 前庭神経炎，蝸牛炎
- 中枢性，全身性疾患，中毒など

**ナース**　でも，中枢性めまいって，症状が重篤そうじゃないですか．イメージですけど….

**1 これは‼（典型例）と，ひょっとして⁉（非典型例）**

**Dr.水** そうだったら簡単なんですけどねぇ．この患者さんのような浮動性のめまいは末梢性めまいや中枢性めまいだけでなく，内科的疾患などあらゆる原因を考えないといけません．だからこそ基本的な病歴聴取と診察が大事になるんですよ．**症状の程度だけで判断しちゃダメ**ですよ．

**ナース** すみません…．あ！ 患者さんに発症状況を再度確認すると，**めまいと同時に後頭部の激しい頭痛**があったようです．最初に言ってくれればいいのに…．
　若年ではありますが，ひょっとして中枢性めまいの可能性があるのではないですか⁉

**Dr.水** 大正解！ 頭部CT撮影に急ぎましょう‼

**ナース** （撮影後，）先生，頭部CTでは異常はなかったようです．脳幹や小脳の出血かと思ったんですが…．

**Dr.水** この患者さんでは後頭部痛がポイントです．出血がないとすれば，若年者でもあり，ずばり！ **椎骨脳底動脈解離**を考えましょう．

**ナース** あまり聞き慣れない病名なんですけど…．

**Dr.水** 「椎骨脳底動脈解離」は，**めまいの患者さんが頭痛や頸部痛を訴えていれば，必ず考慮しなければならない疾患**です[3]．とくに若年者の脳梗塞の原因として多いんです．他の神経症状もないことが多く，中枢性めまいの原因として見逃されてしまいがちです．神経症状だけでなく，**「頭痛・頸部痛を認めるめまいは中枢性！」**と覚えておきましょう．ほら，この患者さんは**坐位保持や独歩が難しく，失調もありそう**ですよね．

**ナース** 麻痺や構音障害，嚥下障害みたいな神経症状がない中枢性めま

**2章** 実践トリアージ！　臨床推論トレーニング

いって…怖すぎます.

**Dr.水**　めまい患者の22％は他の随伴症状がありません[5].　他にも，**いろいろな病態の患者さんが「めまい」を訴える**可能性があるということは，めまい患者を診療する難しさでしょう.「めまい」で来院した患者さんを**中枢性疾患および耳鼻科的疾患以外の検索をしないことは診断を誤る要因**になります[5].　電解質異常や不整脈，貧血，低血糖などはめまいを訴える代表的な疾患です.　めまいだけではないですが，**発熱や痛み，呼吸困難感などの随伴症状や内服薬や基礎疾患などから適切な病態を考える力**が大事ですね.

> ## Point　めまい まとめ②
>
> ● 中枢性めまいを疑うには病歴や頭痛・頸部痛・失調が大事
> ● 麻痺や構音障害、嚥下障害が出ることは少ないかも
> ● 中枢性疾患や耳鼻科的疾患以外の疾患も考えよう

### 知って得する中枢性めまいと末梢性めまいを区別するHINTS

　めまいでは，①Head impulse test ②眼振（Nystagms）③Test of Skewの3つの評価を行いましょう.　すべて陰性なら，中枢性めまいに対する感度100% 特異度96%[4] という優れものです.

### Head impulse test

　患者さんと向かい合い，検者の鼻を見るように指示.　両手で患者さんの頭を保持し正面より20度ほど素早く左右に回旋させる.　患者さんの目線がいったん鼻から離れることがあれば，前庭機能の異常とされています.

## これは‼(典型例)と,ひょっとして⁉(非典型例)

正常・中枢性では目が離れない

前庭機能障害(末梢性)では目がいったん離れる

### 眼振

末梢性めまいの眼振は左右一方向性の眼振(左右どちらを向いても同じ方向にでる眼振)ですが,中枢性めまいの眼振は垂直方向性および注視性(左右向いた方向にでる眼振)とされています.

### Test of Skew

垂直方向への眼球偏位については,紙面だけで説明するのは難しいので,インターネットなどで「HINTS」で検索し,動画で確認してみてください.

 **救急センター長 "Dr.有吉" のひとこと**

**めまいの患者さんでは…**

中枢性,全身性のめまいが大事です.とくに中枢性めまいに随伴することが多い頭痛,頸部痛を訴える患者さんでは椎骨脳底動脈解離を疑います.これは頭部単純CTのみでは診断できないこともあります.そんなときはMRAを撮影します.

**2章** 実践トリアージ！　臨床推論トレーニング

## 参考文献

1）Kroenke K, et al. How common are various causes of dizziness? a critical view. South Med J. 2000; 93: 160-7.
2）Newman-Toker DE, et al. Imprecision in patient reports of dizziness symptom quality: a cross-sectional study conducted in an acute care setting. Mayo Clin Proc. 2007; 82: 1329-40.
3）Robertson JJ, et al. Cervical artery dissections: a review. J Emerg Med. 2016; 51: 508-18.
4）Kattah JC, et al. HINTS to diagnosis stroke in the acute vestibular syndrome: three-step bedside oculomotor examination more sensitive than early MRI diffusion -weighted imaging. Stroke. 2009; 40: 3504-20.
5）Edlow J, et al. A new approach to the diagnosis of acute dizziness of acute dizziness in adult patients. Emerg Med Clin N Am. 2016; 717-42.

**1 これは‼（典型例）と，ひょっとして⁉（非典型例）**

**コラム**  **Dr. 柳井のワンポイントレクチャー**

# めまい七変化

　ERで最も医療者を悩ませる主訴の一つがめまいではないでしょうか．「めまい」の意味する症状は人それぞれ異なるからです．頭がぼーっとするのを「めまい」と表現する人もいれば，目の前がぐるぐる回るのを「めまい」という人も，また立ち上がったときの立ちくらみを「めまい」という人もいます．自分が考える「めまい」と目の前の患者さんが訴える「めまい」は違う．そういう心構えで患者さんに接する必要があります．

　ERのトリアージのポイントの一つは，緊急度と重症度の高い疾患を見逃さないことです．「前失神」に含まれる心原性失神と出血や高度脱水による起立性失神は生命にかかわるのでいつも一番に鑑別する癖をつけましょう．目の前が暗くなる，あるいは真っ白になり倒れそうになるというキーワードがあればすぐに診察室へ入れ，寝かせてモニターを装着し医師を呼びましょう．臥位であっても気を失いそうになるのは心原性失神を思い浮かべるべきポイントです．心疾患の病歴の有無も大事です．詳細は「失神」の項を参照してください．

　次に緊急度が高いのは小脳，脳幹疾患による「中枢性めまい」です．これはぐるぐる回ると表現する人もいれば，ふわふわすると表現する人もいて，めまいの性状だけでは鑑別しづらいです．頭痛や複視，構音障害など神経症状を合併していればこれもすぐにベッドに寝かせてモニタリング開始＋ドクターコールです．Walk inで来られた患者さんの場合，トリアージでぜひ確認してほしいのは「躯幹失調」．もちろんバイタルサインが落ち着いていることが条件ですが，支えなしで座った状態，あるいは立った状態でふらつきがないかどうか，まっすぐ歩けるかどうかみておいてほしいのです．臥位の患者さんの診察を始めた場合，四肢失調（指鼻試験や踵膝試験など）は必ず所見をとるのですが，座ったり立ったりしなければわからない躯幹失調を見逃しがちになります．躯幹失調を疑わせる所見があれば，これも中枢性めまいの可能性がありますので急ぐ必要があります．とくに高齢者では中枢性めまいの割合が若年者に比べ高くなりますのでより注意してください．

　「前失神」と「中枢性めまい」の可能性が低そうで，バイタルサインが落ち着いているのであれば，急ぐ必要はなく，ゆっくり話を聞いてみてください．

2章 実践トリアージ！ 臨床推論トレーニング

# 失神

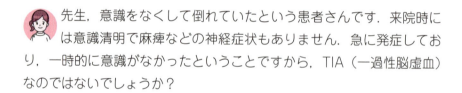

**症例1**：47歳，男性，意識がおかしかった　典型例 これは!!
- 夕食後トイレに行ったが，ドスンという音がしたため妻が見に行くと，トイレの床に倒れていたとのこと．呼びかけると1〜2分で反応が出てきた．心配になり来院．来院時には意識清明である
- 既往歴なし，内服薬なし
- BP115/70mmHg，HR90/min，RR12回/min，SpO$_2$：99％，BT36.3℃

先生，意識をなくして倒れていたという患者さんです．来院時には意識清明で麻痺などの神経症状もありません．急に発症しており，一時的に意識がなかったということですから，TIA（一過性脳虚血）なのではないでしょうか？

急性発症で短時間の意識障害をきたし，自然に完全回復している場合，失神を考えねばなりません．「意識障害＝頭蓋内病変」と考えられがちですので，失神の原因としてTIAを考える人が多いのですが，**失神は大脳皮質全体および脳幹の血流低下に伴う症状**です．麻痺や呂律障害といった神経症状を認め，短時間で完全に意識が回復することは少ないんですね．**意識を失う前に，そうした神経症状がなかったか具体的に質問**し，認められずに**失神が疑われる患者さんでは，頭蓋内疾患を積極的に考えるのはやめましょう（くも膜下出血は例外です）**．

**ナース**　そうなんですね．**一時的な意識障害には痙攣も鑑別に入る**と思うのですが，目撃者がおらず判断が難しい場面によく遭遇します．今回の患者さんは痙攣の目撃はなかったようなので失神と考えてもいいと思うのですが…．

**Dr.水** いい質問ですね．失神と痙攣を鑑別する指標として**表1**[1] のようなものがあります．感度，特異度ともに94％と優れものですので参考にしてもいいですね．実際には痙攣があったかどうかは目撃者がいなければわかりません．ですので，**鑑別には目撃者から意見を聞く**ということも大事になります．忘れないようにしましょう．

**表1** … 失神と痙攣を鑑別する指標

| 病　歴 | 点　数 |
|---|---|
| 舌咬傷 | 2 |
| 混迷・異常体位・四肢の痙攣様運動 | 1 |
| 感情的ストレスによる意識消失 | 1 |
| 発作後の意識障害 | 1 |
| 発作時の頭部回旋運動 | 1 |
| デジャヴなどの前駆症状 | 1 |
| 血の気が引くような感じ（前失神感） | −2 |
| 長時間の坐位・立位での意識消失 | −2 |
| 発作前の発汗 | −2 |
| 痙攣：≧1点，失神＜1点 | |

出典：Sheldon R, et al. Historical criteria that distinguish syncope from sizures. J Am Coll Cardiol. 2002;40:142-8.

**ナース** 先生，患者さんやご家族から話を聞くと痙攣はなかったようです．1〜2分で意識も完全に回復していますので，やはり失神だと思います．でも来院時には全く症状がないのに原因がわかるんでしょうか…．

**Dr.水** 実は詳細な問診と身体診察で50％は原因が特定できると言われています[2]．鑑別診断として「**SV(Y)NCOPE**」を覚えておきましょう（**表2**）[3]．

**2章** 実践トリアージ！ 臨床推論トレーニング

**表2** ⋯ 失神の鑑別診断「SV（Y）NCOPE」

| | |
|---|---|
| **S**ituational：状況性失神 | 咳嗽・排便・排尿・食事など特定の状況や日常動作に伴って起こる |
| **V**asovagal：迷走神経反射 | 失神の多くを占める．前兆をきたすことが多い |
| **N**eurogenic：神経系疾患 | 糖尿病性神経障害やパーキンソン病など，自律神経障害をきたす疾患に伴う |
| **C**ardiovascular：心血管性失神 | 最も緊急性あり |
| **O**rthostatic hypotension：起立性低血圧 | 脱水や出血など血管容量の減少による |
| **P**sychiatric：心因性 | 原則として除外診断であることを忘れずに |
| **E**verything else：その他 | 上記以外（薬剤性やアルコール性が多い） |

出典：Stephen Bent MD, et al. Saint-Frances Guide: Clinical Clerkship in Outpatient Medicine: Lippincott Williams & Wilkins; 2007. 82.

　この中でも，心血管性失神は最初に考える必要があり，救急外来では最初に除外するべきでき病態です．心血管性失神は**「HEARTS」**で覚えておきましょう（**表3**）[4]．

**表3** ⋯ 心血管性失神の鑑別診断「HEARTS」

| | |
|---|---|
| **H**eart attack/**H**eart failure | 心筋梗塞／心不全 |
| **E**mbolism | 肺血栓・塞栓症 |
| **A**ortic dissection | 大動脈解離 |
| **R**hythm disturbance | 不整脈 |
| **T**achycardia | 心室性頻拍 |
| **S**ubarachnoid hemorrhage | くも膜下出血 |

出典：林寛之, 他. Dr.林＆今の 外来でも病棟でもバリバリ役立つ！ 救急・急変対応: メディカ出版; 2017. 135.

　鑑別診断を勉強したところで，先程来院した患者さんの失神の鑑別診断はいかがでしょうか？

**ナース**　よく話を聞いてみると，排便しようと便器に座っていたら冷や汗

**1 これは‼︎（典型例）と，ひょっとして⁉︎（非典型例）**

が出てきて血の気が引くような感じがあったようです．これは状況性失神が疑わしいです！

**Dr.水** すばらしい問診です．発症時の詳細な問診が非常に重要だということがわかると思います．この患者さんのように，**特定の状況下で冷汗や眼前暗黒感のような前兆を伴う病歴は状況性失神や迷走神経反射が疑われます．**

**ナース** では，この患者さんにはこれ以上の評価は不要ですか？

**Dr.水** 状況性失神が強く疑われますが，失神患者の評価において，原因を特定できることは多くありません．そのため**心血管性失神を除外する**ことを第一に考えなければなりません（表4）[5]．心電図変化があれば心原性を疑う必要がありますので，**心電図はほぼ必須の検査**と考えてよいでしょう．

**表4** … 心血管性失神以外を疑う病歴

| | |
|---|---|
| 若年者 | 脱水や痛み，緊張など特定の誘因 |
| 心疾患の既往なし | 咳嗽や排尿・排便，食後など特定の状況 |
| 仰臥位や坐位から立位になるときに発症 | 同じような状況での失神の既往 |
| 前兆あり | |

出典：Shen WK, et al. 2017 ACC/AHA/HRS Guideline for the Evaluation and Management of Patients with Syncope: a report of the American College of Cardiology/American Heart Association Task Force on clinical practice guidelines and heart rhythm society. Circulation. 2017; 136: e60-122.

**ナース** 先生，心電図は全く問題ありませんでした．患者さんも安心したようです．

## 失神 ポイント①

- 失神と意識障害の鑑別を確実に行おう
- 失神では病歴聴取と身体診察が診断への近道
- とにかく心血管性失神の除外を第一に考えよう

### 症例2：74歳，女性，急に倒れた

- 夫と二人暮らし．ここ数日，胃のあたりの痛みを自覚していた．トイレに行く途中で意識を失ったとのこと．夫が呼びかけると1〜2分で反応が出てきた．来院時には意識清明
- 既往歴：高血圧，胆石術後，内服薬：降圧薬のみ
- BP115/70mmHg，HR105/min，RR12回/min，SpO$_2$：99%，BT36.3℃

典型例 これは!!

　またトイレがらみの失神です．ただ，今回はトイレ中ではなく，その道中での失神なので，状況性失神とはいえなさそうです．さっそく心電図を撮って問診してきます．

　—（数分後）心電図は同調律で異常はありませんでした．問診では動悸や胸痛，呼吸苦，冷汗などはなかったようです．**立ち上がって歩行してしばらくすると血の気が引いてきて倒れてしまった**とのことでした．**少し顔色が悪い**のが気になります．

　完璧ですね．まずは**心血管性失神を除外することが第一**です．心電図で異常がなく，心疾患の既往もありません．その他の病歴からも心血管性失神の可能性は低そうですね．実は心疾患の既往がなければ，95％で心原性失神は否定的という報告もあります[6]．もちろんこれまで気づかれていない患者さんも多くいますので，鵜呑みにしてはいけませんが….

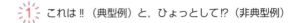
1 これは!!（典型例）と，ひょっとして!?（非典型例）

**ナース** 実はどのような問診が大事なのか，はっきりわかっていないんです．問診のポイントがあれば教えてもらえませんか？

**Dr.水** なるほど．これだけ聞けば大丈夫ということはないですが，参考までに以下のような表があります（**表5**）[5]．

**表5** … 心原性失神を疑う病歴

| 高齢者（＞60歳） | 前駆症状のない突然の失神 | 器質的心疾患の既往 |
|---|---|---|
| 男性 | 運動時の失神 | 突然死（＜50歳）の家族歴 |
| 動悸・胸痛などの前駆症状 | 仰臥位での失神 | 先天性心疾患 |

出典：Shen WK, et al. 2017 ACC/AHA/HRS Guideline for the Evaluation and Management of Patients with Syncope: a report of the American College of Cardiology/American Heart Association Task Force on clinical practice guidelines and heart rhythm society. Circulation. 2017;136:e60-122

**Dr.水** 心血管性失神の可能性が低そうですが，次にどのような病態を考える必要があるでしょうか？

**ナース** SVNCOPEの「O：起立性低血圧」ではないでしょうか？　病歴からも立位になってからということですし…．顔色が悪いことが継続しているので，単なる神経反射によるものではないと思うのですが．

**Dr.水** その通りです．**循環血液量が減少している場合，とくに活動性の出血がある場合には起立性低血圧による失神をきたしますし緊急性もあります**．心血管性失神の次に考慮しなければならない原因ですね．

**ナース** よく先生方から，起立時の血圧を測定するようにいわれます．起立して，どれくらいの時間をおいて血圧を測定したらいいのか，指示がまちまちで困ることがあります．

85

**2章** 実践トリアージ！ 臨床推論トレーニング

**Dr.水** 起立性低血圧の診断には，**3分間の起立で90％以上が診断可能で**す[2]．起立後の収縮期血圧が20mmHg以上の低下あるいは，拡張期血圧が10mmHg以上低下する場合に診断できます．もちろん，**第一印象が悪く，来院時にすでに低血圧や頻脈など，循環血液量減少を疑わせるサインがあれば，起立時の血圧を測定などせず，すぐ評価と介入**に移りましょう．

**ナース** この患者さんは顔色も悪いですし，軽度頻脈もあります．胃のあたりの痛みも訴えていますので，消化管出血の可能性もあるかもしれませんよね．ベッドに寝てもらってモニターをしておきます．

**Dr.水** すばらしい．**出血に伴う失神では，やはり消化管出血や産婦人科関連（過多月経や子宮外妊娠など）が多い**ので，黒色便の有無や妊娠の可能性を尋ねるようにしましょう．

　この患者さんでは直腸診でしっかり黒色便があり，**消化管出血の疑い**で入院となりました．

**Point** 　**失神 ポイント②**

● 心血管性失神の次に起立性低血圧（脱水・出血）を考えよう

● 症状がなくても顔色やバイタルサインにご用心

**1　これは‼（典型例）と，ひょっとして⁉（非典型例）**

> **症例3**：80歳，男性，急に反応がなくなった　　**典型例 これは‼**
> ● もともと自立している．ここ数日，とくに誘因なくフーッと倒れそうに感じることがあった．立ちくらみのようなものと思い様子を見ていたが，本日妻とテレビを見ながら会話中に急に反応がなくなったため，妻が救急要請した．1分以内に元通りになったという．来院時には意識は改善している
> ● 既往歴：陳旧性心筋梗塞，慢性心不全，発作性心房細動，糖尿病，肺癌術後
> ● 内服薬：降圧薬，利尿薬，抗凝固薬，抗血小板薬，経口血糖降下薬
> ● BP155/70mmHg，HR58/min，RR12回/min，SpO₂：99％，BT36.3℃

失神

　この患者さんは心疾患の既往もありますし，とくに誘因となるような状況でもないのに失神していそうです．今日は会話中だったそうですが，就寝しようとしたときにも意識がとびそうな感じがあったとのことでした．動悸や胸痛はなかったようですが，一方で前兆もなかったようです．これは心原性失神の可能性があるのではないでしょうか？

　まさにおっしゃる通りですね．心電図はとりましたか？

**ナース**　もちろんすぐにとりました．心房細動で以前と比べてやや徐脈でした．心電図波形そのものには以前と変化はありません．

**Dr.水**　心原性失神が除外できない状態ですが，他にどのような鑑別が必要でしょうか？

**ナース**　SV（Y）NCOPEで考えるなら，「Everythig else：その他」でしょうか…．とくに降圧薬や利尿薬も内服されていますので．

87

**2章** 実践トリアージ！　臨床推論トレーニング

**Dr.水**　そうですね．薬剤性失神は忘れがちですが，高齢者ではよく見られますから忘れないように**内服薬をチェックする習慣**をつけておきましょう．

**ナース**　この患者さんは検査では明らかな異常もなく来院時には無症状でした．内服薬もここ3ヵ月ほど変化はないようです．ただ，帰宅させるのは危ない気もするんですが…．

**Dr.水**　失神患者では診断がつかないことも多いです．ですから，危険な失神かどうかを予測することが重要です．代表的なリスク評価ツールとして，OESIL risk score（**表6**）[7]やSFSR（**表7**）[8]があります．残念ながら万能な評価ツールはありませんが，これらの**リスク因子も総合的に判断して入院か帰宅かを判断する**ようにしましょう．この患者さんでは心原性失神が否定できない病歴と，リスク因子もありますので入院を相談するほうが望ましいですね．

**表6** … OESIL risk score

| 12ヵ月後の死亡率を予測 |
| --- |
| 65歳以上 |
| 心疾患の既往 |
| 前駆症状なし |
| 心電図異常あり |

出典：Colivicch F, et al. Development and prospective validation for a risk stratification system for patients with syncope in the emergency department: The OESIL risk score. European Heart Journal. 2003; 24: 811-9.

これは!!（典型例）と，ひょっとして!?（非典型例）

**表7** … San Francisco syncope rule（SFSR）

| 7日以内の重大な死亡，心血管イベントを予測 |
|---|
| 心不全 |
| 貧血（Hct ＜ 30%） |
| 心電図異常あり |
| 息切れ |
| 低血圧（収縮期血圧＜ 90mmHg） |

出典：Quinn JV, et al. Derivation of the SanFrancisco syncope rule to predict patients with short-term serious outcomes. Annals of Emergency Medicine. 2004; 43: 224-32.

 失神 ポイント③

- 失神の診断をつけることは難しい
- 入退院の決定はリスク評価を行うようにする

**Dr.水** 　最後に，**失神の患者では外傷の評価を忘れないようにしましょう**．失神患者では約30％に外傷を合併しており，5〜10％が骨折など重症なんです[2]．

**ナース** 　外傷患者さんの中には，原因が「失神だった」なんてことがあるわけですね．これからは注意します．

 救急センター長 "Dr.有吉" のひとこと

**失神の中では…**
心原性失神が重要です．

**2章** 実践トリアージ！　臨床推論トレーニング

## 参考文献

1）Sheldon R, et al. Historical criteria that distinguish syncope from sizures. J Am Coll Cardiol. 2002; 40: 142-8.

2）循環器病の診断と治療に関するガイドライン（2011年度合同研究班報告），失神の診断・治療ガイドライン，2012年改訂.

3）Stephen Bent MD, et al. Saint-Frances Guide: Clinical Clerkship in Outpatient Medicine: Lippincott Williams & Wilkins; 2007. 82.

4）林寛之, 他. Dr.林＆今の 外来でも病棟でもバリバリ役立つ！ 救急・急変対応: メディカ出版; 2017. 135.

5）Shen WK, et al. 2017 ACC/AHA/HRS Guideline for the Evaluation and Management of Patients with Syncope: a report of the American College of Cardiology/American Heart Association Task Force on clinical practice guidelines and heart rhythm society. Circulation. 2017; 136: e60-122.

6）Alboni P, et al. Diagnostic value of history in patients with syncope with or without heart disease. J Am Coll Cardiol. 2001; 37: 1621-8.

7）Colivicch F, et al. Development and prospective validation for a risk stratification system for patients with syncope in the emergency department: The OESIL risk score. European Heart Journal. 2003; 24: 811-9.

8）Quinn JV, et al. Derivation of the SanFrancisco syncope rule to predict patients with short-term serious outcomes. Annals of Emergency Medicine. 2004; 43: 224-32.

これは!!（典型例）と，ひょっとして!?（非典型例）

| コラム |  Dr. 柳井のワンポイントレクチャー |

## 失神＝頭部CT，とは限らない

　失神が主訴の患者さんが来たら，すぐ頭部CTへ．こんな光景，見たことありませんか？　そして，それが当たり前と思っていませんか？

　失神＝脳の病気，ではありません．一過性の脳全体への血流不全が失神の原因です．つまり，脳への循環の問題によって起こるので，脳そのものというより脳へ血液を運ぶうえでの問題，血液量自体の問題（出血や高度の脱水など）や血液を送り出す側や通り道の問題（心臓のポンプ機能やリズムとしての問題，大動脈の異常）や血液の分配の問題（末梢血管の拡張をきたす状態，血液分布異常性ショックなど）が背景にあります．そう考えると，頭部（脳）のCTを撮っても病態の解明にはつながらないことは，なんとなくおわかりいただけると思います．

　失神の患者さんで頭部CTを撮像するのは，①くも膜下出血を考えたとき，②二次的に頭部外傷を合併している可能性があるとき，となると思います．稀に脳底動脈の一過性血流不全で失神を起こす患者さんがいますが，その場合はめまいや複視など神経症状を伴うことが多いですし，疑った場合はCTよりもMRIやMRAが適応となるでしょう．

　CTは「死のトンネル」といわれるくらい，そこで何か起こってしまうと取り返しのつかないことになりうる怖い場所です．ドクターがCTへ患者さんを連れて行ってしまうのをとどめるのもトリアージの情報かもしれません．バイタルサイン，出血や脱水を示唆する病歴の有無，心疾患の既往歴の有無，前駆症状や随伴症状の有無，とれる状況ならば心電図など．本当に頭部CTを急ぐべき患者さんなのか，ワークアップすべきことが先にあるのか，そのカギを握っているのはトリアージで得た情報なのです．

2章 実践トリアージ！ 臨床推論トレーニング

# 咽頭痛

 咽頭痛をきたす疾患や病態は多くあります．感染症がその代表ですが，悪性腫瘍や外傷，内分泌疾患も鑑別に入ります．また**心筋梗塞の放散痛という可能性**も忘れてはいけません．今回は感染症について考えていきましょう．

---

**症例1：30歳，男性，喉が痛い** 〈典型例 これは!!〉

- 数日前から喉の痛みがあった．やがて38℃の発熱が出現．風邪だろうと思って様子を見ていたが，喉の痛みが次第に増悪．食事をとるのもつらいくらいに喉の痛みが強くなってきたため来院
- 既往歴なし，内服薬なし
- BP135/70mmHg，HR110/min，RR20回/min，$SpO_2$：98％，BT38.3℃

---

さぁ，今回は喉が痛いという患者さんです．患者さん本人は風邪だと思っていたようですが，やっぱり風邪だと思いますか？

鼻水や咳嗽がなさそうです．会話はできますが，とにかく喉が痛そうです．風邪にしては少しおかしいなと思います．

**Dr.水** いい着眼点ですね．咽頭痛をきたす疾患は非常に多くあり，対症療法で自然に軽快するものもあれば致死的な疾患もあります．まずどういったところを評価しますか？

**ナース** やっぱり気道の問題だと思います！

**Dr.水** よくわかってますね．以下に示すような症状があるときには咽頭痛の患者のred flagです（**表1**）．進行すると気道緊急（気道閉塞）に至

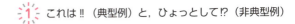

りますので，トリアージの際には，まず確認するようにしてください．

**表1** … 咽頭痛の red flag

| |
|---|
| Sniffing position（顎を出してにおいを嗅ぐような姿勢） |
| 流涎 |
| 開口障害・頸部可動制限 |
| 嗄声・こもった声 |
| Stridor（吸気性喘鳴） |
| 努力呼吸・頻呼吸・低酸素血症 |

**ナース** もちろん確認しました！ 患者さんは声の性質は正常でした．喘鳴も聴取していません．流涎もなく息苦しくもないとのことです．現時点では気道に問題はなさそうです．

**Dr.水** それは安心です．ただ，痛みがかなり強そうなのが気になりますよね．

**ナース** そうなんです．声は問題ないんですが，喋るのもつらそうで….

**Dr.水** **痛みが非常に強いとき（話すのもつらい，飲食もつらいなど）には膿瘍や軟部組織感染症を考える**ようにしましょう．代表的な疾患は次のようなものです（**表2**）．

　Ludwig Anginaは聞きなれない病名かもしれませんが，簡単にいうと**口腔底から頸部にかけての重度蜂窩織炎**です．70〜90％が歯科感染に由来し，急速に顎下部から頸部が腫脹してきます[1]．もちろん発赤・痛みも強く出ます．臨床的に判断できることが多いですが，急速に悪化し気道緊急になり得ますので注意してください．

## 2章 実践トリアージ！　臨床推論トレーニング

**表2** … 咽頭痛をきたす代表的な致死的疾患

| |
|---|
| 急性喉頭蓋炎 |
| 扁桃周囲膿瘍 |
| 咽後膿瘍 |
| 頸部重症軟部組織感染症（Ludwig Angina） |
| アナフィラキシー |

**ナース**　患者さんの頸部は腫れていないので大丈夫そうです．ただ，痛みで口を大きく開けることができないようで，喉をうまく観察できない状態でした．

**Dr.水**　**開口障害**は注意するべき症状で，膿瘍の存在を疑うようにしてください[2, 3]．また喉頭蓋炎などの患者さんでは，不用意に喉を観察しようとすると，それを契機に気道緊急に陥る可能性もあります．無理のない範囲にしましょうね．さぁ，どのような鑑別診断があがりますか？

**ナース**　非常に強い嚥下時痛や開口障害もありますので，一番は**扁桃周囲膿瘍**でしょうか!?

**Dr.水**　バッチリじゃないですか!!　実際にこの患者さんでは口蓋垂が左側に偏移していました．扁桃周囲膿瘍に特徴的ですね．実は問診を追加してみると右側の**耳痛**もあったようで，これは扁桃周囲膿瘍を含めた急性咽頭痛患者の合併症予測因子ともいわれています[4]．CTでも右扁桃周囲膿瘍が確認されましたので，さっそく専門医に相談するようにしましょう．

　咽頭痛の患者の注意すべき点がまとまった気がします！　次の患者さんも喉の痛みを訴えているようですので，診察へ行ってきます．

1 これは!!（典型例）と，ひょっとして!?（非典型例）

> **症例2**：68歳，女性，喉が痛い・首が動かせない　**典型例 これは!!**
> - 交通事故（下顎骨骨折・外傷性気胸・肋骨骨折）で人工呼吸管理を要したが，1週間前に退院．2〜3日ほど前より38℃の発熱と咽頭痛が出現．その後，首が痛くて動かせなくなってきたため来院
> - 既往歴：糖尿病，高血圧，C型肝硬変
> - 内服薬：糖尿病薬，降圧薬
> - BP165/80mmHg，HR110/min，RR20回/min，$SpO_2$：98%，BT38.5℃

👨‍⚕️ この患者さんの評価はいかがですか？

 やはり咽頭痛は強く，飲食をするのもつらそうです．呼吸困難や喘鳴はありません．努力呼吸もありませんでした．声も正常です．開口障害もありませんでしたので，喉を確認してみましたが，扁桃腺やその周囲の腫脹はありませんでした．喉もそれほど赤みはなかったです．

**Dr.水**　強い咽頭痛があるにもかかわらず，咽頭所見が軽度な場合にはどのような疾患を疑いますか？

**ナース**　急性喉頭蓋炎ですよね．以前に痛い思いをしたことがあるので忘れていませんよ．

**Dr.水**　さすがです．**咽頭所見が強くないのに，症状が強い場合には必ず急性喉頭蓋炎を考えなければなりません**．その際，無理に寝かしたりするのではなく患者さんが一番楽な姿勢でいてもらうことが重要です．もちろんこの患者さんでも考慮する必要がありますが，**頸部痛を強く訴え**

**2章** 実践トリアージ！ 臨床推論トレーニング

ていますね….

**ナース** そうなんです．すごく悩んでいて….喉頭蓋炎で首が痛くて動かせないという患者さんはあまり経験したことがありません．

**Dr.水** 発熱と強い咽頭痛とともに**頸部の可動制限がある場合には，必ず咽後膿瘍**を鑑別にあげるようにしてください．**多くは小児の疾患（5歳未満）**ですが，成人ではこの患者さんのように**外傷や人工呼吸管理の病歴**，他にも**免疫不全の状態は危険因子**といわれています[5]．

**ナース** この患者さんは危険因子がいっぱいだったわけですね….初めて

---

**メモ** **A群β溶連菌感染症（GAS：group A beta-hemolytic streptococcus）**

● 小児の咽頭炎の20〜30％，成人の咽頭炎の5〜15％を占め，5〜15歳が好発年齢です[6]

● GASを予測するスコアとしてmodified centor score[3] なるものがあるので参考にしてみてください

| Modified centor score | |
|---|---|
| **症状** | **点数** |
| 38℃以上の発熱 | 1 |
| 咳がない | 1 |
| 前頸部リンパ節腫脹 | 1 |
| 扁桃腫脹・滲出物の付着 | 1 |
| 3〜14歳 | 1 |
| 45歳以上 | − 1 |
| **GASの可能性** | |
| 0pt：1〜2.5％，1pt：5〜10％，2pt：11〜17％，3pt：28〜35％，＞4pt：51〜53％ | |

出典：Gottlieb M, et al. Clinical mimics: an emergency medicine-focused review of streptococcal pharyngitis mimics. J Emerg. Med. 2018; 54: 619-29.

これは!!（典型例）と，ひょっとして!?（非典型例）

だったので勉強になりました!!

**Dr.水** そうでしょう，そうでしょう．ここで，救急外来で見逃したくない咽頭痛をきたす疾患の特徴を少しまとめておきますので，さらに勉強に励んでくださいね．

### メモ 急性喉頭蓋炎

- 嚥下時の強い痛みが100％，嚥下困難が85％，声の変化が74％にみられるとされています[2]．喘鳴や呼吸不全は10％程度しかみられません．臨床症状だけで他の疾患と鑑別することは難しいかもしれませんね．身体診察では**舌骨部を中心にした前頸部の圧痛が38％**にみられます[3]
- 診断への近道はやはり疑うことですね．小児ではHibワクチンにより劇的に発症が少なくなりましたので，**ワクチン接種の有無は必ず聴取する**ようにしてください

### メモ 伝染性単核球症

- **発熱，咽頭痛，頸部リンパ節腫脹が75〜100％**に確認されます[2]．他にも全身倦怠感や筋肉痛，腹痛，頭痛など，一般的な**ウイルス感染症と似た症状**が出てきますが，眼瞼浮腫を認めれば非常に特徴的です．**15〜24歳に好発する**ことも鑑別診断として有効な情報です
- 症状は**中央値で16日**持続します[2]
- 一般的なウイルス感染より症状が長期に続いているようなら疑ってみてもいいでしょう
- 合併症として脾臓破裂は致死的になりますので覚えておいてください

## 2章 実践トリアージ！ 臨床推論トレーニング

**ナース**　こうしてみると，症状からだけでは鑑別するのはなかなか難しそうな印象を受けます．やっぱりred flagをしっかり確認することが危険な疾患を見逃さないための第一歩ですね．

**Dr.水**　なんてたくましい…．

---

**Point 咽頭痛まとめ**

- 咽頭痛のred flagを心得ておく
- 咽頭所見が大したことがなくても注意がいる
- 咽頭部以外の疾患である可能性も考えよう（甲状腺・心疾患など）

---

### 救急センター長 "Dr.有吉" のひとこと

**まさかの心筋梗塞！**

心筋梗塞で咽頭痛とはまさか！　と思いますが本当にあります．あと，p.93の表1で示した「咽頭痛のred flag」は覚えておいてください．

---

### 参考文献

1) Botha A, et al. Retrospective analysis of etiology and comorbid diseases associated with Ludwig's Angina. Ann Maxillofac Surg 2015; 5: 168-73.
2) Cirilli AR. Emergency evaluation and management of the sore throat. Emerg Med Clin N Am 2013;31:501-15
3) Gottlieb M, et al. Clinical mimics: an emergency medicine-focused review of streptococcal pharyngitis mimics. J Emerg Med 2018; 54: 619-29.
4) Little P, et al. Predictors of supportive complications for acute sore throat in primary care: prospective clinical cohort study. BMJ 2013; 347: f6867.
5) Qureshi HA, et al. National trends in retropharyngeal abscess among adult inpatients with peritonsillar abscess. Otolaryngol Head Neck Surg 2015; 152: 661-6.
6) Li RM, et al. Infections of the Neck, Emerg Med Clin N Am 2019; 37: 95-107.

これは!!（典型例）と，ひょっとして!?（非典型例）

# 胸痛

**症例1：65歳，男性，胸痛**
- 1時間前に犬の散歩しているときに胸痛の自覚あり．症状が持続するため来院
- 痛みの程度はそれほど強くはないが，額に汗をじっとりかいている
- 既往歴：高血圧，内服薬なし

 胸痛と聞くとドキッとするのではないですか？

本当に…．心筋梗塞や大動脈解離など，致死的な疾患が多いのでトリアージをするときは「本当に大丈夫かな？」と常に不安になってしまいます．

Dr.水　胸痛を主訴とする病態でまず考えるべきは **killer chest pain** といわれる疾患ですね．何を示すかわかりますか？

**ナース**　急性冠症候群（Acute Coronary Syndrome：ACS），急性大動脈解離（Acute Aortic Dissection：AAD），肺塞栓症（Pulmonary Embolism：PE）が代表的な疾患じゃないでしょうか．さらに **特発性食道破裂** や **緊張性気胸** なども考えないといけないと思います．

Dr.水　しっかり勉強してますね．そしてkiller chest painを考えるうえで **まず確認するべきポイントはバイタルサインとABCD** ですよね．この患者さんの状態はどうでしょう？

**ナース**　バイタルサインでは少し呼吸数が多いですが，おおむね安定し

# 2章 実践トリアージ！　臨床推論トレーニング

ていると思います．痛みで苦しがっているということはなさそうですが，ただ**額にじっとりと汗をかいている**ことが気になります．

**Dr.水**　さすが！　冷汗の有無を確認できているところはすばらしい．痛みの程度はそれほど強くなさそうですし，バイタルサインも異常とまではいえませんが，「これはしっかり評価しないと」という気がしますね．ではまず行うべきことはなんでしょうか？

**ナース**　そうですね…．問診で必要なことを聴取したいです．突然発症なのか，持続時間はどれくらいなのか，他に痛みの部位はないのか，などでしょうか．

**Dr.水**　問診も大事ですが，やはり**早く心電図**をとりたいですよ！　とくにACSは早期治療が必要になります．**10分以内**にはとりたいです[1]．この患者さんのように冷汗を認めていたり，顔色が悪いなど気になる点があれば，初療室に入れてモニター監視をしておくということも必要になりますよね．

**ナース**　たしかにそうですね．さっそく心電図をとってみます！　初療室に入ってもらえるように準備もしないと．
　あ！　先生，心電図（**図1**）がおかしいです！　これは心筋梗塞ですよね!?
　すぐに治療（モニター・静脈ライン確保・酸素投与 ─ 低酸素血症時・鎮痛・アスピリン内服）の準備を始めます．

**Dr.水**　すばらしい．スムーズに治療開始ができました．ちなみに患者さんからの問診で以下のことがわかりましたよ．

これは!!（典型例）と，ひょっとして!?（非典型例）

**図1** …異常な波形を示す心電図の例

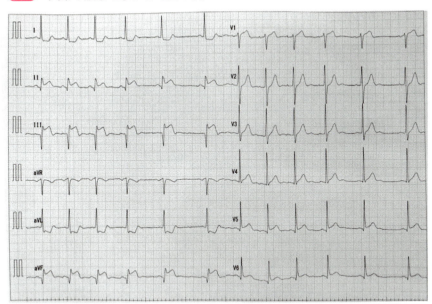

### メモ 問診からわかったこと

- 最近散歩中に胸痛を自覚していたが，改善していた．今回は改善せず1時間ほど持続している
- 胸痛は胸全体が重苦しい感じ
- 両肩にも不快感があった

**Dr.水** いずれもACS（急性冠症候群）らしい病歴ですね．以下にACSの症状に対する注意点[2]をまとめます．

胸痛

2章 実践トリアージ！　臨床推論トレーニング

---

### メモ　胸痛：ACSを疑う症状[2]

- 症状が急性発症し，数十分から数時間持続していればACSを考慮しよう
- 体位や呼吸による痛みの変化があればACSの可能性は低くなる
- 労作で増悪し安静で軽快する胸痛は労作性狭心症を考える
- 胸部圧迫感は危険．痛みの場所が指で示せるような局在性ならACSの可能性は低い
- 両肩・腕への放散痛は危険

---

**ナース**　なるほど．これは勉強になります．これがすべてではないでしょうが，病歴から「そうかもしれない」，「違いそう」と予測の参考にできるのはありがたいです．

**Dr.水**　他にACSのリスクファクターも知っておきましょう．

---

### メモ　ACSのリスクファクター

- 45歳以上の男性，55歳以上の女性
- 高血圧，糖尿病，脂質異常症，喫煙，肥満，冠動脈疾患家族歴

---

**Dr.水**　もちろん**心電図異常が全員に現れるわけではありません**．先ほどのACSの注意点やリスクファクターを押さえたうえで，当てはまる項目が多ければトリアージレベルを高くする必要があります．

**ナース**　わかりました．今回は心電図をとることが少し遅れてしまった点が反省点です．
　あ，救急車が来たようなので行ってきます!!

**1 これは!!（典型例）と，ひょっとして!?（非典型例）**

> **症例2：55歳，男性，胸痛**
> ● 会社の同僚と飲酒していた．気分が悪くなり，トイレに行ったがしばらくしても帰ってこなかったため，同僚が見に行くと，胸痛を訴えて動けない状態であったため救急要請した
> ● 既往歴：病院にはかかっていない
> ● 内服薬：なし
> ● BP165/80mmHg，HR100/min，RR30回/min，SpO₂：93%，BT36.3℃

先生！ 患者さんがかなり痛がっています．**顔色も悪く発汗**もしているので，すぐに初療室に入れてモニタリングします．低酸素血症がありますので酸素投与もしないと…．
　あ，忘れずに心電図もとりますよ!!

いいですね．第一印象は悪いですし，かなり頻呼吸もありますよね．軽度の低酸素血症もありますから酸素投与をすること，心電図をとることも忘れていないのはすばらしい！

**ナース**　心電図では虚血性心疾患を疑うような所見はありませんでした．**激しい胸痛の訴えで冷汗を伴うくらいですから，これは，大動脈解離を疑わなければならない**と思います!!
　そうだ，**血圧の左右差**を測らないと…．あれ？　**血圧の左右差はなさそう**です．

**Dr.水**　大動脈解離は致死的な疾患であり，胸痛患者では必ず鑑別にあげなければならない疾患ですよね．**90%は突然発症する激しい痛み**を訴えます[3]．しかし**痛みの移動は17%程度，脈拍の左右差は15%程度**にしか認めません[3]．明らかな血圧の左右差（20mmHg以上）があれば疑いますが，ないからといって否定しないでくださいね．

2章 実践トリアージ！ 臨床推論トレーニング

また，神経局在症状（麻痺や四肢の異常感覚など）を認める場合には，脳血管疾患が疑われがちです．**胸痛や背部痛の有無を確認することが非常に重要で，認める場合には強く大動脈解離を疑う必要がある**ことを覚えておいてください．

**ナース**　大動脈解離って，実はいろいろな症状が出るんですね．見逃してしまいそうで怖いです．

**Dr.水**　除外するためのものではないですが，早期発見のためのスコアとして，**Aortic dissection detection risk score（ADDリスクスコア，表1）**というものがあります[4]

　カテゴリーを基礎疾患，痛みの特徴，身体所見の3つに分類し，該当するカテゴリーの数で点数化します（1〜3点）．1点以上でCT検査が必要とされていますが，0点であっても5％程度は見逃してしまうということには注意してください．

**表1** … ADD リスクスコア

| 基礎疾患 | 痛みの特徴 | 身体所見 |
|---|---|---|
| マルファン症候群 | 突然発症 | 脈拍の左右差 |
| 大動脈疾患の家族歴 | 激痛 | 血圧の左右差 |
| 大動脈疾患の既往歴 | 裂けるような痛み | 神経局在所見 ＋ 痛み |
| 最近の大動脈手術 | | 新規の大動脈弁逆流雑音 |
| 大動脈瘤の既往 | | ショック，低血流 |

出典：Rogers AM, et al. Sensitivity of the aortic dissection risk score, a novel guideline-based tool for identification of acute aortic dissection at initial presentation: results from international registry of acute aortic dissection. Circulation. 2011; 123: 2213-8.

**ナース**　患者さんの病歴を確認しました．

　飲酒後に気分が悪くなって，トイレで数回嘔吐したようです．**嘔吐の後に急に胸部の激痛が出た**とのことでした．とくに**痛みの移動もなく神**

これは!!（典型例）と，ひょっとして!?（非典型例）

経症状もありません．**血圧や脈拍の左右差もありません**でした．**基礎疾患はとくになく**，ADDリスクスコアは1点（痛みの特徴）ですね．

**Dr.水** しっかり聴取できて感心します．そうですか…．**嘔吐の後に急に胸痛が出現**したのですね．

**ナース** 何か気になる点があるのですか？

**Dr.水** たしかに大動脈解離は鑑別診断の上位にあがりますが，嘔吐後のように**腹腔内圧の上昇に伴って症状が出現している**可能性がありますね．他の鑑別診断は何か思いつきますか？

**ナース** 大動脈解離以外でですか…？ 軽度低酸素血症はあるので，肺塞栓症（PE）の可能性は否定できないかな．でもここまでの激痛になることはあまり経験がないです．
　あ!! **食道破裂**の可能性はありますよね!? 嘔吐後に激しい胸痛があることが多いって聞いたことがあります!! 他には気胸でしょうか？

**Dr.水** おぉ!! 完璧です．この患者さんでは特発性食道破裂を考えないといけない病歴ですね．嘔吐後に伴うことが多いので，**嘔吐から胸部激痛という流れの場合には必ず鑑別診断にあげる**必要があります[5]．頸部・胸部に皮下気腫を認めることもありますので，確認することも大事ですね．
　大動脈解離と同様，食道破裂も治療の遅れによって死亡率が非常に高くなる疾患です．診断はやはりCTが有用ですので，さっそく撮影しに行きましょう．

**ナース** 先生，CTを撮影してきました！ 大動脈解離はなさそうですが，食道に沿った縦隔気腫がしっかりあり，特発性食道破裂でした．

胸痛

105

**2章** 実践トリアージ！ 臨床推論トレーニング

**Dr.水** 胸部の突然の激痛では，**大動脈解離や特発性食道破裂のような致死的な疾患**を疑うkeywordです．詳細な鑑別診断は難しいこともありますが，早期の治療介入が必要になることが多く最初は大丈夫でも時間とともにショックに至ることも少なくありません．

心してかかりましょう‼

他にも胸痛を訴える疾患は多くあります．**突然発症でも若年者で基礎疾患がなければACSやAAD，PEといった致死的な疾患の事前確率は低くなり，気胸を鑑別の上位にあげる**必要があるでしょう．

また**発熱を認めていれば肺炎・胸膜炎，稀ではありますが心膜炎や心筋炎**と感染性の疾患も鑑別に入れる必要があります．

「ピリピリする」，「皮疹が出てきた」であれば，帯状疱疹かもしれませんね．

**ナース** killer chest painを考え，**除外することが救急外来では最も重要**ですが，**年齢や基礎疾患，随伴症状も含め鑑別診断を考慮する必要がある**とのことですね．しっかり勉強しておきます．

---

**Point** **胸痛まとめ**

- 鑑別診断は非常に多いため，鑑別診断を考えるうえでの特徴を覚えておこう
- killer chest painをまず考えよう
- 突然発症，激痛，冷汗などのkeyword，リスク因子の確認を！
- 心電図を早期にとることを忘れない

**これは‼(典型例)と,ひょっとして⁉(非典型例)**

 救急センター長 "Dr.有吉" のひとこと

### スピードを出すべきとき,胸痛

胸痛を訴える成人患者さんはほとんど赤トリアージと思ってもいいです.スピードを出すべきときです.「killer chest pain」を忘れないでください.

### 参考文献

1) ST上昇型急性心筋梗塞の診療に関するガイドライン 2013. 日本循環器学会.
2) Fanaroff AC, et al. Does this patient with chest pain have acute coronary syndrome? The rational clinical examination systematic review. JAMA. 2015; 314: 1955-65.
3) Upadhye S, et al. Acute aortic dissection in the emergency department: diagnostic challenges and evidence-based management. Emerg Med Clin N Am. 2012; 30: 307-27.
4) Rogers AM, et al. Sensitivity of the aortic dissection risk score, a novel guideline-based tool for identification of acute aortic dissection at initial presentation: results from international registry of acute aortic dissection. Circulation. 2011; 123: 2213-8.
5) Gupta R, et al. Evaluation and management of chest pain in the elderly. Emerg Med Clin N Am. 2016; 34: 523-42.

## コラム  Dr. 柳井のワンポイントレクチャー
# 寝かせれば楽になる…とは限らない！

　胸を押さえて苦しそうな人が来ました．症状を聞くと胸が痛くてたまらないとのこと．これはすぐにベッドに寝かせて安静にさせ，心電図をとらなければ！そう思って仰向けに寝てもらいましたが，「痛い，寝ていられない」と起き上がってしまいます．坐位で前かがみになっていれば，痛みもましになるとのこと….

　これだけでピンときた人もいるでしょう．そう，急性心膜炎の痛みは臥位で悪化し坐位で和らぐのでしたね．臥位がつらくて，心電図や心エコーなどの検査もままならない患者さんもいるくらいです．神経が豊富な膜の炎症なので，膜が動いたり押されたりする動作で痛みが強まります．仰臥位では心膜が引き延ばされるため痛みが悪化し，坐位，前屈位になると心膜への圧力が減り，また横隔膜の変動も少なくなるので痛みが軽減すると考えられています．

　このように姿勢による症状の増悪，軽快を尋ねるだけである程度原因の予測がつくことがあります．代表的なものを表にしてみました（**表1**）．症状を聴取する際の参考にしてみてください．

**表1** …症状と増悪因子から予測できる疾患

| 症状 | 増悪因子 | 疾患 |
| --- | --- | --- |
| 頭痛 | うつむき | 副鼻腔炎 |
| 胸痛 | 臥位 | 急性心膜炎 |
| 背部痛，腹痛 | 臥位 | 急性膵炎 |
| 腰痛 | 歩行，立位，背屈位 | 脊柱管狭窄症 |
| 呼吸苦 | 臥位 | 左心不全（喘息，肺炎） |

これは!!（典型例）と，ひょっとして⁉（非典型例）

# 呼吸困難

**症例1：85歳，男性，息が苦しい**
- 2〜3日前より呼吸困難感があった．本日，日課の散歩に出たが，息苦しさが普段より強いため家族とともに救急外来を受診した
- 既往歴：心筋梗塞，慢性心不全，高血圧，肺癌術後，脳梗塞（後遺症なし）
- 内服薬：降圧薬，β遮断薬，ARB，抗血小板薬
- BP195/100mmHg，HR110/min，RR25回/min，SpO₂：93%，BT36.3℃

 さぁ，この患者さんのトリアージをしてみましょう．

顔色は悪くありませんが，**呼吸数が早くSpO₂が低い**です．**頻脈**もありますし待合室で待たせるよりは，初療室に入れて**モニター監視**をしたほうがいいと思います．**酸素投与**も忘れないようにしないと…．

**Dr.水** そうですね．呼吸状態は呼吸数やSpO₂以外にどのようなところで評価しますか？

**ナース** **会話の程度**（単語や文節での会話など），**嗄声**の有無，**努力呼吸**や**陥没呼吸**の有無です‼

**Dr.水** バッチリですね．**SpO₂の数字だけで評価すると必ず痛い目を見ます**．ICU入室が必要だった患者さんですら，45％で呼吸器系のバイタルサインが正常だったとする報告[1]もあるくらいですから…．
　では初療室のベッドで酸素投与とモニター監視をしておきましょうね．同時にこの患者さんの呼吸困難の原因を同時に考えていきましょうか．

109

**2章** 実践トリアージ！ 臨床推論トレーニング

呼吸困難の原因としてどのような病態があると思いますか？

**ナース** 喘息，慢性閉塞性肺疾患，心不全…．いっぱいあります….

**Dr.水** 疾患名を全部覚えるのは大変ですから，5つの病態にまとめて考えてみましょう（**表1**）．

**表1** …呼吸困難感をきたす病態

| 呼吸器疾患 | 異物，喉頭蓋炎，気管支喘息，肺炎，慢性閉塞性肺疾患（COPD），胸水貯留，気胸など |
|---|---|
| 心血管疾患 | 心不全，虚血性心疾患，肺血栓塞栓症など |
| 貧血・ヘモグロビン異常 | 貧血，一酸化炭素中毒，メトヘモグロビン血症 |
| 神経・筋疾患 | ギランバレー症候群，重症筋無力症など |
| その他 | アナフィラキシー，パニック障害など |

**ナース** 簡単そうで難しい….　でもこの中でとくに頻度が高くて緊急性のあるのは呼吸器系と心血管系の2つじゃないかと思います．

**Dr.水** 筋がいいですねぇ．その通りで呼吸困難を訴える患者さんでは，まずその2つを考えながら評価を進めていくようにしましょう．呼吸困難を主訴に救急受診した患者さんでは，**18 〜 44歳で喘息の急性増悪，45 〜 79歳ではCOPD増悪，80歳以上では心不全が最多**だったという報告があります[1]．呼吸器系ではどのような点を注意して観察する必要がありますか？

**ナース** **嗄声や吸気性喘鳴，強い嚥下時痛などは上気道閉塞**を疑います．**呼吸音の左右差や雑音の有無**はもちろんですが，**咳嗽や喀痰の増加があるならやはり呼吸器疾患**を疑いますね．COPDや間質性肺炎，喘息の増悪なら，やはり**基礎疾患**の聴取が大事になると思います．

これは‼（典型例）と，ひょっとして⁉（非典型例）

**Dr.水** 心血管系疾患ではいかがでしょうか？

**ナース** 病歴から**突然発症であれば，まずは心血管系疾患を疑う**ところから始めることにしています．身体所見では**頸静脈怒張や浮腫**があれば心不全を疑いますよね．あと，臥位よりも坐位のほうが呼吸が楽になる「**起座呼吸**」も心不全を疑います！

**Dr.水** **虚血性心疾患や心不全の既往**も心不全に伴う呼吸苦を予測する重要な因子です．**高齢者や女性，糖尿病患者，心不全の既往がある患者さんでは胸痛以外の主訴で来院する虚血性心疾患も多い**[2]ですから，**心電図を忘れない**ようにしたいですね．

**ナース** あ，この患者さんの心電図を忘れてました！　さっそくとってきます．

**Dr.水** よろしくお願いします．

**ナース** 先生，心電図をとってくるのと一緒に問診と身体診察を簡単にしてきましたよ．
　呼吸困難出現時にはとくに**胸痛や発熱などの随伴症状はなかった**とのことでした．でも**夜間は仰臥位で寝るのが苦しかった**ようです．**眼瞼結膜に貧血は認めません**でした．**頸静脈怒張はありませんでしたが，下腿浮腫を認めています**．呼吸音は**呼気で喘鳴**が聞こえていました！　心電図では新たな虚血性変化は認めていません．

**Dr.水** しっかり診察できていてすばらしい！
　ではこの患者さんはどのような病態が最も考えられるでしょうか？

**ナース** 既往歴や下腿浮腫，喘鳴，起座呼吸があることからも**心不全**では

呼吸困難

111

**2章** 実践トリアージ！ 臨床推論トレーニング

ないでしょうか？

　本人は隠していましたが，ご家族からの話ではどうも最近調子が良いからという理由で**内服薬をきちんと飲んでいなかった**ようですし．高血圧も心不全の要因になっていると思います．

**Dr.水**　それは重要な情報です！　よく聴き取れました．この患者さんではやはり心不全が最も考えやすいですね．随伴症状から考える鑑別診断をまとめますので参考にしてみてください（**表2**）[3]．

**表2**…随伴症状から考える鑑別診断

| 症状 | 鑑別診断 |
|---|---|
| 呼気性喘鳴 | COPD，喘息，アナフィラキシー，心不全 |
| 咳嗽 | 肺炎，喘息，COPD |
| 胸痛 | 心血管疾患，肺炎・胸膜炎，気胸，COPD，喘息 |
| 起座呼吸 | 心不全，胸水 |
| 発熱 | 肺炎，気管支炎，結核，悪性腫瘍 |
| 喀血 | 肺炎，結核，肺塞栓，悪性腫瘍 |
| 四肢浮腫 | 心不全，肺塞栓（片側性浮腫） |
| 頻呼吸のみ | 肺塞栓，代謝性アシドーシス（中毒など），精神的症状 |

出典：Devos E, et al. Approach to adult patients with acute dyspnea. Emerg Med Clin N Am. 2016; 34: 129-49.

**Point** 呼吸困難まとめ①

● 呼吸状態を反映する所見をまず評価する（呼吸数，$SpO_2$，会話，努力）
● 病歴や症状から鑑別診断を考える
● 高頻度で緊急性のある心血管系・呼吸器系疾患から考える

1 これは‼（典型例）と，ひょっとして⁉（非典型例）

> **症例2**：58歳，女性，息が苦しい　　　　　　　　　【非典型例 ひょっとして⁉】
> ● 2〜3日前より買い物に行くときに呼吸困難感を自覚していた．とくに誘因は思いあたらない
> ● 安静時には呼吸苦はとくに自覚しないが，歩行時の呼吸困難感が改善しないため救急受診した
> ● 既往歴：統合失調症，喘息，子宮筋腫
> ● 内服薬：非定型精神病薬
> ● BP155/90mmHg，HR100/min，RR20回/min，$SpO_2$：95％，BT36.3℃

　この患者さんの状態はいかがでしょうか？

　動作時の呼吸困難ですが，安静時の状態は軽度頻脈と頻呼吸がある程度で努力呼吸や陥没呼吸はありませんでした．呼吸・循環動態は安定していそうなので，このまま問診や身体診察を続けてみようと思います．

**Dr.水**　現時点ではどのような鑑別診断を思い描いていますか？

**ナース**　感覚障害や運動障害はなく，**呼吸筋はしっかり動いている**ので，神経・筋疾患の可能性は低いと思います．**顔色も悪くなく眼瞼結膜も蒼白ではない**ので貧血の可能性も低いと思います．心疾患の既往はないですが，**動作に伴う呼吸困難ですから虚血性心疾患の可能性はある**気がします．今回は忘れずにさっそく心電図をとっちゃいます！

**Dr.水**　良いですねぇ．
　心電図は同調律でとくに虚血性変化はなさそうですよ．

呼吸困難

113

**2章** 実践トリアージ！ 臨床推論トレーニング

**ナース** 呼吸音を聴取しましたが**喘鳴はありません**でした．**四肢浮腫もなく起坐呼吸もありません**．喘息や心不全は否定的だと思います．

**発熱や咳嗽・喀痰の増加もありませんから肺炎も積極的には考えづらい**です．統合失調症がありますので，精神疾患の可能性は残りますが….

**Dr.水** 悩んでいるようですね…．あ，患者さんがトイレに行くようですよ．歩行時の様子も観察してみましょう！

**ナース** トイレから帰ってきました．なんか息がつらそう…．努力呼吸や肩呼吸はありませんが，呼吸回数がさらに速くなって30回/min程度あります．バイタルサインは，BP130/70mmHg，HR120/min，RR32回/min，$SpO_2$ 91%…‼

待合室ではなく**初療室に入れてモニターする**ほうがよさそうです．**酸素投与**もしておきます！

**Dr.水** 動作に伴って**頻呼吸，頻脈，低酸素血症**がはっきりしてきましたね．他の随伴症状がなく，**呼吸苦や頻呼吸，低酸素血症の原因がはっきりしないときにこそ考えないといけない疾患**はなんでしょうか？

**ナース** そうか！ 肺血栓塞栓症ですね！

**Dr.水** よく気づきました．肺塞栓症のように特徴的な症状がない疾患では，**疾患を疑うことができるかどうか**が重要です．以下に肺塞栓症の簡便な予測スコアを示します（**表3〜5**）[4〜6]．

114

これは!!（典型例）と，ひょっとして!?（非典型例）

### 表3 ···· simplified Geneva criteria

| 症状・所見 | 点数 |
|---|---|
| 65歳以上 | 1 |
| 肺血栓塞栓症・深部静脈血栓症の既往 | 1 |
| 4週間以内の手術および長期臥床 | 1 |
| 活動性の悪性腫瘍 | 1 |
| 片側の下肢痛 | 1 |
| 血痰 | 1 |
| 下肢深部静脈血栓症を疑う痛みと浮腫 | 1 |
| 脈拍数 75～94回/min | 1 |
| 脈拍数 ≧ 95回/min | 2 |
| 肺塞栓症の可能性が低い | < 3 |
| 肺塞栓症の可能性が高い | ≧ 3 |

出典：Klok FA, et al. Simplification of the revised Geneva score for assessing clinical probability of pulmonary embolism. Arch Intern Med. 2008; 168: 2131-6.

### 表4 ···· modified Wells critena

| 症状・所見 | 点数 |
|---|---|
| 肺血栓塞栓症以外の可能性が低い | 3 |
| 深部静脈血栓症の臨床徴候あり | 3 |
| 4週間以内の手術および長期臥床 | 1.5 |
| 肺血栓塞栓症・深部静脈血栓症の既往 | 1.5 |
| 脈拍数 > 100回/min | 1.5 |
| 血痰 | 1 |
| 活動性の癌 | 1 |
| 肺塞栓症の可能性が低い | ≦ 4 |
| 肺塞栓症の可能性が高い | > 4 |

出典：Wells PS, et al. Derivation of a simple clinical model to categorize patients probability of pulmonary embolism: increasing the models utility with the SimpliRED D-dimer. Thromb Haemost. 2000; 83: 416-20.

呼吸困難

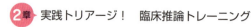

**表5** … PERC rule

| |
|---|
| 50歳未満 |
| 心拍数＜100回/min |
| SpO$_2$ ≧ 95% |
| 片側の下肢浮腫なし |
| 血痰なし |
| 4週間以内の手術および長期臥床なし |
| 肺血栓塞栓症・深部静脈血栓症の既往なし |
| エストロゲン製剤の使用なし |

出典：Freund Y, et al. Effect of the pulmonary embolism rule-out criteria on subsequent thromboembolic events among low-risk emergency department patients: the proper randomized clinical trial. JAMA. 2018; 319: 559-66およびKline JA, et al. Clinical criteria to prevent unnecessary diagnostic testing in emergency department patients with suspected pulmonary embolism. J Thromb Haemost. 2004; 2: 1247-55.

**Dr.水** 的中率はどのスコアも同程度ですが，**Wells criteriaで偽陰性率が最も低い**とされています[7, 8]．Wells criteriaでは肺血栓塞栓症以外の可能性が低い点と脈拍数からも可能性は高くなりますね．一方で肺血栓塞栓症の確率が低いことを予測するスコア（Pulmonary Embolism Rule-Out Criteria：PERC rule）もあります．**すべて当てはまると肺血栓塞栓症の可能性は1％未満**と有用なんですよ[7]．

> **Point** 呼吸困難まとめ②
> - 安静時だけの症状だけでなく，動作時の症状も確認しよう．一場面だけの評価ではわからないことが多くある
> - 原因のはっきりしない呼吸困難は肺血栓塞栓症を常に鑑別に

**Dr.水** 呼吸器系や心血管系以外の疾患では「貧血」に伴う呼吸困難を比較的よくみます．ただSpO$_2$低下を認めることは少ないですし，今回の患

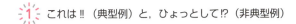 1 これは!!（典型例）と，ひょっとして!?（非典型例）

者さんのように，動作時に症状を訴えることが多いです．呼吸状態だけではなく，顔色や眼瞼結膜などの評価も必要になります．**全身をみる癖**をつけておきましょう．

 救急センター長 "Dr.有吉" のひとこと

**自分が深呼吸をしてから…**
患者さんの呼吸回数を測ることを意識しましょう．異常があれば急ぎましょう．ここもスピードが必要なときです．

参考文献

1) Hale ZE, et al. Causes of shortness of breath in the acute patient: a national study. Acad Emerg Med. 2018 ;25: 1227-34.
2) Canto JG, et al. Prevalence, clinical characteristics, and mortality among patients with myocardial infarction presenting without chest pain. JAMA. 2000; 283: 3223-9.
3) DeVos E, et al. Approach to adult patients with acute dyspnea. Emerg Med Clin N Am, 2016; 34: 129-49.
4) Klok FA, et al. Simplification of the revised Geneva score for assessing clinical probability of pulmonary embolism. Arch Intern Med. 2008; 168: 2131-6.
5) Wells PS, et al. Derivation of a simple clinical model to categorize patients probability of pulmonary embolism: increasing the models utility with simpliRED D-dimer. Thromb Haemost. 2000; 83: 416-20.
6) Freund Y, et al. Effect of the pulmonary embolism rule-out criteria on subsequent thromboembolic events among low-risk emergency department patients: the proper randomized clinical trial. JAMA. 2018; 319: 559-66およびKline JA, et al. Clinical criteria to prevent unnecessary diagnostic testing in emergency department patients with suspected pulmonary embolism. J Thromb Haemost. 2004; 2: 1247-55.
7) Douma RA, et al. Performance of 4 clinical decision rules in the diagnostic management of acute pulmonary embolism: a prospective cohort study. Ann Intern Med. 2011; 154: 709-18.
8) Hendriksen JM, et al. Diagnostic prediciton models for suspected pulmonary embolism: systematic review and independent external validation in primary care. BMJ. 2015; 351: h4438.
9) Freund Y, et al. Effect of the pulmonary embolism rule-out criteria on subsequent thromboembolic events among low-risk emergency department patients: the proper randomized clinical trial. JAMA. 2018; 319: 559-66.

2章 実践トリアージ！ 臨床推論トレーニング

# 腰背部痛

> **症例1**：70歳，男性，腰が痛い　　　　　　　　　　　典型例　これは!!
> - 1時間前に日課の散歩をしていたときに急に腰痛を自覚した．腰椎ヘルニアが悪くなったかと思い安静にして様子を見ていたが，痛みが徐々に強くなり耐えられなくなってきたため救急要請した
> - 既往歴：高血圧，肺癌術後，陳旧性心筋梗塞，腰椎ヘルニア
> - 内服薬：降圧薬，β遮断薬，ARB，抗血小板薬
> - BP165/80mmHg，HR120/min，RR20回/min，SpO₂：98％，BT36.3℃

 腰痛の訴えで一番多い原因は何だと思いますか？

 やっぱり整形外科的疾患（筋・骨格系）じゃないでしょうか．この患者さんも散歩中に腰を痛めてしまったんですね．

**Dr.水**　そんな単純な話だったらいいんですけど…．たしかに腰痛を訴えて来院する患者さんの**97％が筋骨格系に由来する整形外科的疾患**です．**2％が心血管系や腎臓・腸管系などの内臓疾患，1％が悪性腫瘍や感染症**といわれています[1]．検査してもわからないことが多い非特異的腰痛が多く，鎮痛薬を使用して安静にしていてもらえば，多くの患者さんは治っちゃうんです．

**ナース**　それを聞いてしまうと，腰痛が怖くなくなっちゃいました!!

**Dr.水**　ですが，そんな腰痛患者の中から緊急疾患・重篤疾患を見抜くことが救急外来に求められる使命ですね．腰痛患者の5％は緊急性の高い

118

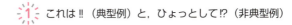

疾患なんです[2]．見逃したくない腰痛の鑑別診断にはどのようなものがありますか？

**ナース** 次のような疾患でしょうか（**表1**）？ とくに血管系や感染症，脊髄の圧迫をきたすような病態は見逃せませんよね．

**表1** …見逃したくない腰痛の鑑別診断

| 整形外科的疾患（非感染） | 脊髄圧迫：椎間板ヘルニア，脊柱管狭窄症，骨転移，脊髄硬膜外血腫 |
|---|---|
| 整形外科的疾患（感染性） | 椎体炎，椎間板炎，脊髄硬膜外膿瘍，腸腰筋膿瘍 |
| 非整形外科的疾患 | 大動脈解離，大動脈瘤破裂，尿路感染症，腎梗塞，膵炎など |

**Dr.水** いいじゃないですか．では，この患者さんで気になる病歴や身体所見がないかを確認してみましょう．

**ナース** まず**頻脈**がある点は気になります．あと病歴では歩行中に**突然痛くなった**ようです．でも動いたりすることはできるみたいで，**安静時にも痛みが同じ**ようにあるとのことでした．**かなり痛がっていて顔色も悪い**です…．危険な匂いがプンプンします！

**Dr.水** バッチリじゃないですか．腰痛の患者を診療するときには「**red flag**」を確認するようにしましょう（**表2**）．これらがあれば「どうせただの腰痛でしょ」と思っちゃいけません．

**2章** 実践トリアージ！ 臨床推論トレーニング

**表2**…腰痛の red flag

| 20歳未満 | 50歳以上 |
|---|---|
| 外傷歴 | 安静時痛，進行する痛み |
| 原因不明の体重減少 | 悪性腫瘍の病歴 |
| ステロイド使用 | 非合法薬剤使用，免疫抑制剤使用，HIV |
| 発熱 | 全身状態不良，バイタルサイン異常 |
| 麻痺・膀胱直腸障害など神経症状 | 突然発症，胸背部痛 |

出典：Verhagen AP, et al. Red flags presented in current low back pain guidelines: a review. Eur Spine J. 2016; 25: 2788-802.

**Dr.水** 抗凝固薬の使用，感覚障害，夜間の疼痛，適切な治療でも持続する疼痛の4つは腰痛の危険因子として感度91％，特異度55％という報告もあります[4]．

**ナース** なるほど．この患者さんは**年齢や全身状態不良，突然発症の強い痛み**などred flagが多くありますね．

**Dr.水** この患者さんではどのような鑑別疾患があがるでしょうか？

**ナース 高齢で突然発症の腰痛ですから，大動脈解離や大動脈瘤などの血管系疾患**はまずあげないといけないと思います．悪性腫瘍の既往があり，安静時にも痛みが継続していますので，癌の転移の可能性はあるかもしれません．一方で外傷歴もありませんし，椎体の骨折は否定的ではないでしょうか．麻痺や感覚障害，膀胱直腸障害もありませんから脊髄が圧迫されている可能性は低いですよね．

**Dr.水** なんとすばらしい思考…．感染症についても突然発症でもあり，それまでとくに異常を自覚したこともないことから可能性は低くなりますよね．

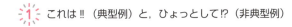
これは!!（典型例）と，ひょっとして!?（非典型例）

**ナース**　あれ？　なんか腰痛だけじゃなくて右足にも痛みが出てきたみたいです…．
　そういえば，右の足背動脈の拍動が左よりも弱いような…．

**Dr.水**　それは大変です!!　突然発症で腰痛だけではなく，片側の下肢の血流障害を示す所見があるとなると，鑑別診断はズバリなんでしょうか!?

**ナース**　ズバリ！　**大動脈解離**ですよね!!　さぁ，急がないと！

**Dr.水**　最も多い**非特異的腰痛は除外診断**です．とくに**高齢者の突然発症の安静時痛はやはり大動脈疾患**から考えないといけません．**大動脈解離では4％に対麻痺（下肢麻痺），7～18％に下肢虚血が合併する**[5]といわれています．他の疾患や緊急度にもかかわってきますので，**腰痛の訴えがある場合は，必ず下肢の脈拍や神経症状を確認する**ようにしましょう．

> **Point　腰痛まとめ①**
> - 腰痛のred flagを知ろう
> - red flagがあれば常にcriticalな疾患の除外を!!
> - 最多の非特異的腰痛は除外診断と心得よう
> - 合併する神経症状や虚血症状に注意しよう

腰背部痛

2章 実践トリアージ！ 臨床推論トレーニング

> **症例2：69歳，男性，腰が痛い**　　非典型例ひょっとして!?
> - 10日ほど前より腰痛を自覚していた．とくにきっかけははっきりしないため，鎮痛薬で様子を見ていたが，痛みで夜も眠れないほどになってきたため救急外来を受診．外傷歴はない
> - 既往歴：慢性腎不全（血液透析中），糖尿病，アルコール性肝硬変
> - 内服薬：血糖降下薬
> - BP135/80mmHg，HR96/min，RR20回/min，SpO₂：98%，BT37.8℃

さっそく先ほど勉強したred flagを考えながら評価してみましょうか．

まず**発熱がある**のが気になります．痛みもあるせいか，やや頻呼吸もありますし．年齢や基礎疾患もred flagとして注意が必要ですよね．

**Dr.水**　大血管系疾患の可能性はどうですか？

**ナース**　10日ほど前からの症状で突然発症でもなさそうです．足背動脈もしっかり触れましたし，虚血症状や神経症状もありません．血管系の疾患や脊髄圧迫を伴っている可能性は低いと考えています．
　一番可能性が高いのは感染症に伴うものじゃないでしょうか….

**Dr.水**　そうですね．では，発熱と腰痛がある場合の鑑別診断にはどのようなものがあるでしょうか？

**ナース**　よくみる疾患として腎盂腎炎，**とくに閉塞性腎盂腎炎**は考えないといけないと思います．あとは**椎体炎**や**椎間板炎**，**腸腰筋膿瘍**でしょうか．

これは!!（典型例）と，ひょっとして!?（非典型例）

**Dr.水** バッチリです．閉塞性腎盂腎炎はやはりCVA叩打痛が有名ですが，この患者さんでは椎体の圧痛が非常に強いようです．また安静時にも痛みは強くありますが，動作時にさらに痛みが強くなっていそうですね．

**ナース** だとすると，腎盂腎炎というよりも**椎体炎や椎間板炎など**をまず考えたいですね．

**Dr.水** 椎体の感染症は初診時には半数が見逃されるくらい診断が難しい疾患です[2]．**発熱・背部痛・脊髄の炎症に伴う神経学的異常の3徴候がそろうのは10%程度**であり，発熱も30%の患者には認めないんですね．**とにかく強い背部から腰痛が最も出現**しやすく，透析や免疫不全状態，最近の背部の手術歴などのリスクがあれば必ず疑いましょう！

**ナース** この患者さんはまさしく椎体炎や椎間板炎を考えないといけない病歴ってことですね．血液培養の準備をしないと….

**Dr.水** お，いいところに気づくじゃないですか．**椎体の感染症では40～60%に血液培養が陽性**になります[6]．診断にも有用となりますので，必ず採取することをお忘れなく！
　この患者さんは病歴から**透析に伴う血流感染からの椎体炎や椎間板炎**を考えます．MRI撮影が診断に有効ですから準備をしておきましょう．

> **Point 腰痛まとめ②**
> - 椎体の感染は診断が非常に難しい
> - 非常に強い痛みがあり発熱があれば常に鑑別に入れておく

2章 実践トリアージ！ 臨床推論トレーニング

> **症例3：** 38歳，男性，腰が痛い
> - 朝起床して朝食を食べていると，急に腰痛が出現．冷汗を伴い嘔吐もあった．痛みが強く妻が救急要請
> - 既往歴：とくに病院にはかかっていない
> - 内服薬：なし
> - BP120/60mmHg，HR90/min，RR25回/min，SpO₂：98%，BT35.8℃

典型例 これは!!

 先生，この患者さんは冷汗もあって，左手で左腰部を押さえながら悶えている様子です．顔色も悪いですし，すごく危険な感じ…．

 いい判断です．突然発症の激痛で冷汗もありますから，まず鑑別にあげるのは？

**ナース** もちろん大動脈疾患ですよね！

**Dr.水** その通り．この患者さんは腹部エコーでは大動脈に異常はなさそうです．38歳ですから大動脈解離や大動脈瘤破裂のリスクは低そうですね．腹部の圧痛もなく，とにかく左の腰部から側腹部痛がありそうですよ．

**ナース** **突然発症の片側の腰部痛**で**嘔吐と冷汗**を伴っている…．でも**バイタルサインは安定**していて**腹部所見に乏しい**…．若年であることも考えると…．
　あ‼　ひょっとして，尿管結石の可能性があるんじゃないでしょうか．

**Dr.水** すばらしい‼　尿管結石は救急外来ではよく遭遇する疾患ですから，その特徴は知っておいて損はありません．**典型的な症状は片側の腰部から側腹部痛・嘔吐・血尿**です[7]．ただし**嘔気・嘔吐は約50％，血尿は約60％**にしか認めませんので，これらがないからといって否定できな

124

**1** これは!!（典型例）と, ひょっとして!?（非典型例）

いことは注意しておきましょう. 他にも**食欲が保たれている, 持続時間が12時間以内, 腰部／腎叩打痛, 血尿は尿管結石を疑う所見**とされています[8]．

**ナース** この患者さんはしっかり血尿もあり, 左腎部の叩打痛もありました. CTで尿管結石が確認されましたよ. 最初はこちらが冷や汗をかきました.

**Dr.水** その感覚は大事にしないといけません. 腹部大動脈瘤破裂は尿管結石と初診で誤診されてしまうことが非常に多いですし. 尿管結石を鑑別にあげることは大事ですが, その他の致死的な鑑別診断を除外することのほうが大事ですよね.

> **Point 腰痛まとめ③**
> - 尿管結石はcommon diseaseであり, その特徴を知ろう
> - 他の危険な疾患を除外することが大事

**参考文献**

1) Deyo RA, et al. Low back pain. New Engl J Med. 2001; 344: 363-70
2) Singleton J, et al. Acute nontraumatic back pain. Emerg Med Clin N Am. 2016; 34: 743-57.
3) Verhagen AP, et al. Red flags presented in current low back pain guidelines: a review. Eur Spine J. 2016; 25: 2788-802.
4) 日本循環器学会. 大動脈瘤・大動脈診療ガイドライン（2011年改訂版）[http://www.j-circ.or.jp/guideline/pdf/JCS2011_takamoto_h.pdf2018/12/10]
5) Della-Giustina D, et al. Evaluation and treatment of acute low back pain in the emergency department. Emerg Clin N Am. 2015; 33: 311-26.
6) Gottlieb M, et al. The evaluation and management of urolithiasis in the ED: a review of the literature. Am J Emerg Med. 2018; 36: 699-706.
7) Eskelinen M, et al. Usefulness of history -taking , physical examination and diagnostic scoring in acute renal colic. Eur Urol. 1998; 34: 467-73.

2章 実践トリアージ！ 臨床推論トレーニング

# 腹痛

 さて，お腹をかかえてつらそうにしている患者さんが来ましたね．トリアージをお願いできますか？

> **症例1：** 77歳，男性，腹痛
> - 数日前から時折腹痛を自覚することはあったが，自然に軽快していたため病院には受診せず．昼食時に急に強い腹痛を自覚．痛みが強く家族に連れられて来院
> - 既往歴：高血圧，胆石術後
> - 服薬歴：降圧薬
> - 意識清明，BP155/80mmHg，HR100/min，RR20回/min，$SpO_2$：98％，BT36.3℃

**Dr.水** 腹痛をきたす病態は非常に多くありますが，注意すべき点は「痛み」を訴えて来院する患者さんと同じです．

 「突然」，「激しい痛み」がポイントですね．

**Dr.水** その通りです．「最初に診ること，考えること」でも述べましたが，突然発症の激しい痛みがある場合には緊急性が高いです．**突然発症の激痛では「破れる」，「詰まる」，「捻れる」といった疾患を考慮する**んでしたね．他にも「怖い腹痛」を考えるred flagがありますので頭に入れておきましょう．

**ナース** 先生，患者さんに問診すると，「昼食のカツ丼を食べ終わろうとするとき」に，突然強い痛みが起こり，以後持続的に続いているようです．これだけはっきりわかるくらい突然起こるのは危険ですよね…．顔色も悪いので，すぐにベッドに入れて鎮痛をしたほうがいいと思います．

**1** これは!!（典型例）と，ひょっとして!?（非典型例）

**Dr.水** 問診の仕方がしっかりできていてすばらしいですね．繰り返しになりますが，**状況をはっきり言えるかどうかが，「突然発症」を判断するのには非常に有効**です．顔色などの第一印象とバイタルサインもしっかりとることができています．では，これらがクリアされたとして，腹痛の問診を考えてみましょう．腹痛を主訴とした患者さんの40％はERで診断がつかないとされています[1]．一方で問診と身体診察で70％が診断を推測できるともいわれています[1]．問診が非常に大切であることがわかりますね．

**ナース** 腹痛の問診も「OPQRST」に基づいて行っていけばいいと思います（p.24参照）．腹痛の場合，痛みの場所や随伴症状で疾患が推測できることが多いんじゃないかと思うのですが….

**Dr.水** 鋭いですね．では，痛みの部位から予測される疾患を考えてみましょう（**図1**）．

**図1**…疼痛部位と代表的な疾患

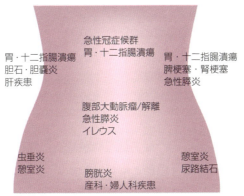

**2章** 実践トリアージ！ 臨床推論トレーニング

**Dr.水** もちろん，ここで示した疾患がすべてではありませんし，痛みの部位と疾患名は絶対的な関係ではありません．しかし，鑑別診断を考えるうえでは非常に大切ですから，典型的なものは覚えておきましょう．

腹痛の性状についてですが，**限局した鋭い痛みがあればその部位の腹膜・腸間膜に炎症がある場合が多く，限局性に乏しく鈍痛や違和感という訴えでは，胃・腸管や尿管などの管腔臓器に由来する痛みが多い**とされています．**間欠的な痛みも同様に管腔臓器に由来する**ことが多いです．

**ナース** 鑑別診断を考えるうえでは，既往歴や発症にかかわる因子，随伴症状も重要ですよね（**表1，2**）．

**表1** … 病歴から考える腹痛の鑑別診断（例）

| 食事との関連性 | 消化性潰瘍・胆石発作 |
|---|---|
| 大飲酒家 | 膵炎 |
| 腹部手術歴 | 腸閉塞 |
| 心房細動あり | 腸管虚血 |
| 右下腹部へ痛みの移動 | 虫垂炎 |

**表2** … 随伴症状から考える腹痛の鑑別診断（例）

| 水様性下痢 | 腸炎 |
|---|---|
| 下肢の運動・感覚障害 | 大動脈解離 |
| 発熱 | 胆嚢炎・憩室炎・腹膜炎・尿路感染症など |

**Dr.水** さらに付け加えると，**尿管結石や憩室炎，胆石や胆嚢炎，膵炎の既往のある患者さんでは，「以前と同じ…」という訴えをすることがよくあります**．患者さんの訴えに耳を傾けることを忘れてはいけませんね．

**ナース** 先生，先ほどの患者さんですが，鎮痛薬の効果があまりなさそうです．歩くときには前かがみになっていましたし，お腹を少し触るだけ

128

**1　これは!!（典型例）と，ひょっとして!?（非典型例）**

で強い痛みを訴えています．これって腹膜刺激徴候ではないでしょうか．そうすると**消化管穿孔**が疑われます．

**Dr.水**　腹膜刺激兆候の所見を見事にとれましたね．**板状硬は少し触診するだけでも非常に強い痛みを訴えます．反跳痛も腹膜刺激症状として有名ですが，実は腹膜炎に対する感度・特異度はそれほど高くありません．歩行や咳をするだけで腹痛が増悪される，つま先立ちから踵を地面に落とすと痛みが増悪するという所見の方が腹膜炎に対する特異度は高い**です．トリアージの際の歩行の仕方にも注意しておいてくださいね．

　ただ，**高齢者では腹膜刺激症状は30％程度しか現れない**[2]ので，症状が強くないからといって腹膜炎を否定してはいけませんよ．

**ナース**　高齢者って，やっぱり難しいですね…．でも，この患者さんはCT撮影を行うと，やっぱり消化管穿孔でした．早く診断ができてよかったです．

> **Point　腹痛ポイント①**
> - 突然・激しい腹痛は「破れる」，「詰まる」，「捻れる」を考えよう
> - 腹痛の場所や性状から鑑別診断を思い描こう
> - 歩行時の姿勢などもしっかり観察を

**Dr.水**　では次の腹痛患者を診にいきましょう．

## 症例2：20歳，女性，腹痛

- 大学生．朝から臍よりやや下あたりの痛みを自覚している．嘔吐2回および軟便2回あり．痛みが徐々に強くなってきたため来院
- 大学の友人数人が胃腸炎と診断されているとのこと
- 既往歴：とくになし
- 意識清明，BP125/60mmHg，HR100/min，RR20回/min，SpO$_2$：98%，BT37.3℃

　バイタルサインは安定しており，第一印象も問題ありません．問診では朝から数時間かけて徐々に増悪するような痛みで，冷汗を伴うような強い痛みでもありませんでした．
　周囲に胃腸炎が流行しているようで，患者さん本人も嘔吐や軟便がありますから，やはり胃腸炎ではないでしょうか

　しっかり問診ができていてすばらしいですね．ただ**胃腸炎という判断をするには細心の注意が必要である**ことを認識しておいてください．

**ナース**　というと，どういった点でしょうか？

**Dr.水**　第一に**胃腸炎は除外診断である**と心得ておきましょう．軟便が2回ほどあるようですが，水様性の下痢ではないようですね．**腸管に何らかの炎症があれば，それが腸管外からの波及だとしても軟便が出ることはよくあります**．非常に重篤な腹部疾患の患者さんがよく便意をもよおしていることを経験したことがあるんじゃないでしょうか？
　少なくとも，「嘔吐はあるが水様性下痢はない」状態で，胃腸炎を最初に考えてはいけません．

**1 これは!!（典型例）と，ひょっとして!?（非典型例）**

**ナース** **よくある疾患ほど診断するには慎重にならないといけない**ということですね．軟便ありというだけで，すぐに胃腸炎に飛びついてしまいました．反省です．ちゃんと，**異所性妊娠や虫垂炎も考えないといけないですね**．

**Dr.水** おっしゃる通りです．**女性では妊娠を，腹痛といえば虫垂炎を考えるのは救急診療では基本中の基本**です．今回の患者も臍下部の痛みですから，妊娠関連痛および虫垂炎は必ず考慮に入れなければなりません（**表3**）[3]．

**表3** … 虫垂炎の予測ツール（Alvarado score）

| | |
|---|---|
| 右下腹部への痛みの移動 | 1点 |
| 食欲不振 | 1点 |
| 嘔気 | 1点 |
| 右下腹部圧痛 | 2点 |
| 反跳痛 | 1点 |
| 発熱（> 37.3℃） | 1点 |
| 白血球上昇（> 10,000/mm$^3$） | 2点 |
| 白血球左方移動（好中球> 75%） | 1点 |

4点以下　：虫垂炎の可能性が低い
5〜8点　：虫垂炎の可能性あり
9〜10点：虫垂炎の可能性が強い

出典：Alvarado A. A practical score for the early diagnosis of acute appendicitis. Ann Emerg Med. 1986; 15: 557-64.

**ナース** 先生，腹部をもう一度触診しましたが，右下腹部に最も強い圧痛を認めていました．これは**虫垂炎の可能性**があるかもしれません…．

**Dr.水** 心窩部から右下腹部へ痛みが移動するなど，典型的な経過をとる虫垂炎は50％程度です[4]．虫垂炎を考慮するための**予測ツールもありますが，予測ツールだけで判断することはすすめられていません**．右下腹

131

**2章** 実践トリアージ！　臨床推論トレーニング

部の圧痛が虫垂炎らしさを高めるといわれていますが，痛みの移動や嘔気などはそれだけで虫垂炎の判断には有用ではないともいわれています[5]．

この患者さんでは虫垂炎らしい症状が多くありますので，診察を続けていきましょう．

**ナース**　虫垂炎と異所性妊娠はよくある疾患であると同時に見逃してしまいやすいということを再認識しました．とくに女性では，自分では妊娠していることに気づいていないこともありますもんね．

**Dr.水**　「**月経があったので妊娠していません**」，「**最近性交渉していないので妊娠していません**」**は当てにならない**ことは経験したことがあるのではないでしょうか．月経だと思っていたら実は妊娠中の不正出血だったなんてこともあります．ただ「すでに閉経している」，「1年以上性交渉がない（性交歴がない）」のであれば，信じてもいいでしょう（患者が嘘を言っていなければですが…）．このような質問するときには**患者さんのプライバシーに十分配慮**してくださいね．

---

**Point** **腹痛ポイント②**

- よくある疾患だが見逃されやすい虫垂炎・妊娠関連疾患を常に考慮する
- 胃腸炎は除外診断だと心得る（下痢がないのに腸炎と判断しちゃダメ）
- 問診ではプライバシーに配慮することも忘れずに

---

**Dr.水**　次の患者さんが来たようですよ．

**これは‼（典型例）と，ひょっとして⁉（非典型例）**

**症例3**：40歳，男性，腹痛・倦怠感　　　　　　　　　非典型例 ひょっとして⁉
- 数日前から全身倦怠感あり．昨日から腹部全体の鈍痛を自覚．
- 我慢できないわけではないが，腹痛がおさまらず，倦怠感も強く嘔吐もあったため，仕事を早退して来院した
- 腹痛および倦怠感以外の症状はとくになし
- 既往歴：病院にはかかっていない
- 意識清明，BP120/60mmHg，HR120/min，RR25回/min，$SpO_2$：98%，BT36.5℃

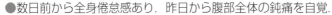 先生，問診してきました！
　腹痛は昨日起床時になんとなく鈍痛を自覚したとのことで，とくに冷汗を伴うなどの激しい痛みではなかったとのことです．痛みは徐々に増悪してきて持続痛とのことでした．倦怠感はそれ以前からあるようですが，それ以外の症状はとくにないとのことです．
　歩行の様子はゆっくりですが，前かがみになっている様子はなく，腹部の触診でも軽い圧痛を腹部全体に認める程度で，腹膜刺激症状は全くありませんでした．
　すぐに手術が必要な「急性腹症」ではないと思うのですが…．

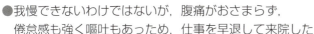 何か気になる点がありそうですね…．「腹痛」の状態を評価する前にまず行うことはなんでしたか？

**ナース**　第一印象とABCD・バイタルサインの評価です．そういえば…頻脈と頻呼吸がしっかりあります‼

**Dr.水**　「腹痛」という主訴にすぐ飛びつかず，**ABCDの評価から始めるということが救急診療では基本であり最重要**です．気をつけましょうね．

**ナース**　腹痛に気をとられてしまっていて見落としてしまっていました…．

## 2章 実践トリアージ！ 臨床推論トレーニング

すみません．頻脈と頻呼吸はありますから，その原因を検索する必要があります．倦怠感も強そうですし，ベッドに寝かせてあげようと思います．

**Dr.水**　しっかりトリアージできていていいですね．腹痛の状態はご指摘の通り急性腹症を示唆する所見はありませんし，局在した痛みもありません．随伴症状も「倦怠感」，「嘔吐」という非特異的症状ですから，腹部以外にも目を向ける必要があるかもしれません．

**ナース**　腹痛だけど腹部以外の疾患ですか？　あまり経験したことがなくて鑑別診断がとくに思い当たらないです…．
　（数分後）先生!!　先ほどの患者さん，血糖値が500mg/dLもあり，**糖尿病ケトアシドーシス**だったようです!!　まさか高血糖だったなんて…．

**Dr.水**　**腹痛＝腹部疾患ではない**ということが身をもって経験できましたね．糖尿病性ケトアシドーシスは約40％程度に腹痛をきたす[6]のです．原因は解明されていませんが，高血糖とアシドーシスによる腸管麻痺が関係しているという説もあります[6]．血糖およびアシドーシスを治療すればすみやかに改善しますので，十分な輸液とインスリン投与を行いましょう．
　他にも腹部疾患以外で腹痛をきたす疾患が多数ありますね．たとえば「胃のあたりが痛い」と言って冷汗を伴うような高齢者が来院した場合，どのような疾患を考えますか？

**ナース**　この例は経験したことがあります!!　心筋梗塞ですよね．まず心電図をとります！

**Dr.水**　その通り!!　他にも肺炎や中毒なども腹痛をきたすことがありますので，腹部疾患以外にも原因があるということを知っておいてください（**表4**）．

これは!!（典型例）と，ひょっとして!?（非典型例）

**表4** … 腹痛をきたす，見逃したくない腹部以外の疾患

| | |
|---|---|
| 発熱および呼吸器症状と上腹部痛 | 肺炎 |
| 若年男性の急性発症の下腹部痛 | 急性陰嚢症（とくに精巣捻転） |
| 倦怠感・嘔吐などの非特異的症状 | 代謝疾患（高血糖性緊急症など）<br>中毒（鉛など）<br>ポルフィリン症 |
| 心窩部痛・冷汗・高齢者<br>（＞70歳，女性，糖尿病患者には注意） | 急性冠症候群 |
| 心疾患・呼吸苦・浮腫・右季肋部痛 | 心不全 |

 **腹痛ポイント③**

- 腹痛≠腹部疾患である
- 腹部疾患以外を考慮するべき症状の有無を評価すること

 **救急センター長 "Dr.有吉" のひとこと**

**まさかの心筋梗塞！　再び！**

咽頭痛に引き続き腹痛でも本当にあります．心窩部痛，悪心嘔吐を伴うことが多いです．見つけたらレジェンドナースとして讃えられます．

#### 参考文献

1) Natesan S, et al. Evidence based medicine approach to abdominal pain. Emerg Med Clin N Am. 2016; 34: 165-90.
2) Lyon C, et al. Diagnosis of acute abdominal pain in older patients. Am Fam Physician. 2006 ;74: 1537-44.
3) Alvarado A. A practical score for the early diagnosis of acute appendicitis. Ann Emerg Med. 1986; 15: 557-64.
4) Carbelg DJ, et al. Lower abdominal pain. Emerg Med Clin N Am. 2016; 34: 229-49.
5) Howell JM, et al. Clinical policy: critical issues in the evaluation and management of emergency department patients with suspected appendicitis. Ann Emerg Med. 2010; 55: 71-116.
6) Umpierrez G, et al. Abdominal pain in patients with hyperglycemic crises. J Crit Care. 2002; 17: 63-7.

2章 実践トリアージ！　臨床推論トレーニング

**コラム**　　**Dr. 柳井のワンポイントレクチャー**

# 腹痛は，アッペに始まりアッペに終わる

　私が腹痛患者さんを診察するときに心の中でいつも唱えている言葉です．そして，唱え忘れた頃にやってくるのが，アッペ（急性虫垂炎，acute appendicitis）．何度患者さんに痛い思いを長引かせ，自分自身も反省を繰り返したことでしょう．言い訳になりますが，実際，心窩部から移動する右下腹部痛や発熱，悪心といった虫垂炎に典型的な症状をそろえる症例は50％程度しかないともいわれています．小児から成人まで幅広く罹患し，我々が遭遇する頻度の多い疾患でありながら，見逃しやすく，重症化する場合もある怖い病気です．スティーヴン・キングの名作『ザ・スタンド』では特殊な病原体が蔓延した結果ほとんどの人類が死に絶えた中で，わずかに生き残った一人の男性が，あっけなく虫垂炎で命を落とす経過が印象的に描かれています（もちろん外科医も死に絶えています）．それくらいいつの時代も皆が知っていて身近な病気でありながら，一歩間違えば不幸な結果につながりかねない病気です．

　研修医の当直中，頻尿と下腹部痛を訴える中年男性を診察しました．尿検査では白血球陽性，潜血陽性．「膀胱炎かな？」と思いながら，なぜCTを撮ったのか覚えていませんが，翌朝，放射線科医の読影で「虫垂炎ですよ」と指摘を受け，慌てて電話をかけ再来院してもらい，何とか手遅れにならずに済みました．丁寧な診察が欠けていたのはもちろんですが，やはり虫垂炎という鑑別が頭から抜け落ちていたことが最大の問題でした．膀胱周囲組織の炎症で頻尿は出現しますし，直腸の刺激でテネスムス（便意が頻回にあるが便は出ない）を起こすこともあります．右側の尿管に炎症が及んで，膿尿をきたすこともあるといわれていますし，そもそも女性の場合は無症候性膿尿も多くみられます．

　虫垂炎を見逃さないためのポイントとして古典的にいわれているのが「痛みが一番最初」ということです．実際，「虫垂炎らしさ」をかぎ分けるのにシンプルかつ有用なポイントだと私自身も感じています．一番最初に自覚した症状，それが「痛みです」と言われたらとくに，最後まで虫垂炎は鑑別に残しておきましょう．トリアージシートにも「最初の症状は痛み」と書いておけば，ドクターにも「おっ，このトリアージナース，よく考えて問診してくれてるな」，そうありがたがられること請け合いです．

**1 これは!!（典型例）と，ひょっとして!?（非典型例）**

## 嘔気・嘔吐

> **症例1：82歳，男性，嘔吐**　　　　　　　　　　　　*典型例 これは!!*
> - 脳梗塞で右不全麻痺があり，施設入所中．普段は歩行器で移動している．認知症で意思疎通は難しい
> - 昼食時はいつも通り食事をとり，とくに変わりはなかったが，約1時間後，施設職員が訪室すると，ベッド上で嘔吐しているところを発見され救急要請となった
> - 既往歴：高血圧，脳梗塞，大腸癌術後，大腿骨頸部骨折術後
> - E3V3M5，BP185/90mmHg，HR90/min，RR25回/min SpO$_2$：98%

 このような患者さんも多いですよね．嘔吐を引き起こす疾患にはどのようなものがあると思いますか？

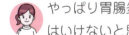 やっぱり胃腸炎が多いですよね．後は脳出血や心筋梗塞も忘れてはいけないと思います!!
　こう考えると，嘔吐をきたす原因はすごく多いですね…．

**Dr.水**　そうなんです．**嘔吐はあらゆる病態・疾患が原因になります**．原因を推測するには，患者背景や嘔吐以外の随伴症状を確認することが非常に重要です．でも，最初に評価するべき最も大事なことは？

**ナース**　もちろん**第一印象とバイタルサイン（ABCD）の確認**ですよね!!
ちゃんと最初に評価しましたよ．
　もともと意思疎通が困難な患者さんのようですが，**意識状態は普段と変わりなさそう**です．顔色も問題ありません．**冷汗もありません**でした．バイタルサインは問題なさそうです．
　ただ，施設職員の方も言っていたのですが，**時折顔をしかめて痛そう**

137

**な表情をする**のが気になります.

**Dr.水**　いいじゃないですか．第一印象とバイタルサインは，あらゆる救急患者を評価するうえでまず行うべきことですから，その基本的評価ができていることはすばらしいことです！
　随伴症状として「どこかに痛みがある」ということは，原因を考えるうえで重要な情報です．どこの痛みがありそうか考えてみましょう．

**ナース**　お腹を触ると痛がる表情が見られました．腹痛があるんだと思います．やっぱり胃腸炎なんじゃないでしょうか？

**Dr.水**　おや？　大事なことを忘れていませんか？　「**腹痛＋嘔吐≠胃腸炎**」ですよ!!　**胃腸炎の診断をするには水様性下痢を確認**できないとできませんよね．実際には急性胃腸炎が最も多いのですが，**診察の段階で下痢症状がなく，腹痛と嘔吐がある場合には必ず他の腹部疾患を考える**ようにしてください．さらに，高齢者では….

**ナース**　**心電図**ですよね!!　忘れるところでした．嘔吐患者では心筋梗塞も忘れてはいけないと最初に言っておきながら….恥ずかしい．

**Dr.水**　ちゃんと思い出してくれたのでよしとしましょう．心電図は問題なさそうでしたね．腹部は痛がりますが筋性防御はなく，腹膜炎の徴候はなさそうでした．**腹部が少し膨満**しているような気がしますねぇ．そういえばこの患者さんは**大腸癌の手術後**でしたよ．

**ナース**　そうか！　**腸閉塞**の可能性があると思います．

**Dr.水**　そうです．**腸閉塞（小腸閉塞）の原因の60％は癒着**[1]によるものです．ですから**腹部手術歴は腸閉塞の可能性を考えるうえで非常に重**

これは!!（典型例）と，ひょっとして!?（非典型例）

要な病歴です．嘔吐している患者さんには聴取しておきましょうね．**「腹部膨満や排便・排ガスの停止，嘔吐後の腹痛改善」は小腸閉塞を疑ううえで特異度が高い**ともされています[1]．

　うん!?　どうもこの患者さんは腹部エコーで腸管拡張があり，やはり腸閉塞が疑われますね．さっそく腹部CTを撮影しにいきましょう!!

### Point　嘔吐まとめ①

- 嘔吐はあらゆる病態で出現する
- 安易に胃腸炎だと診断しない（除外診断である）
- 嘔吐 + 随伴症状で鑑別診断を考えよう
- 腹部手術歴などの患者背景も大事

**Dr.水**　何度も言いますが，嘔吐の鑑別診断は非常に多岐にわたります．鑑別診断の例を示しますので参考にしてみてください（**表1**）[1,2]．

**表1** … 嘔気・嘔吐の原因疾患（例）

| | |
|---|---|
| 中枢神経 | 片頭痛，脳卒中，髄膜炎，脳腫瘍，脳震盪 |
| 消化管 | 虫垂炎，胆嚢炎／胆管炎，胃腸炎，消化性潰瘍，腸閉塞，膵炎，腸管虚血，胃食道逆流症 |
| 内分泌・代謝 | 糖尿病性ケトアシドーシス，尿毒症，副腎不全，甲状腺機能異常，電解質異常，妊娠 |
| 感染性（消化管以外） | 敗血症，肺炎，尿路感染，中耳炎 |
| 薬剤性 | 副作用，中毒，離脱，アルコール |
| その他 | 虚血性心疾患，急性緑内障，尿管結石，精神疾患，激しい痛み |

出典：Nagarwala J, et al. The vomiting patient small bowel obstruction, cyclic vomiting, and gastroparesis. Emerg Med Clin N Am 2016; 34: 271-91.
Anderson WD 3rd, et al. Evaluation of nausea and vomiting: a case-based approach. Am Fam Physician. 2013; 88: 371-9.

**2章** 実践トリアージ！　臨床推論トレーニング

**Dr.水**　食事との関連性や嘔吐のタイミングや患者さんの基礎疾患も大事です．つまり詳細な情報がすべてなんです（**表2, 3**）．

**表2** …嘔気・嘔吐の発症状況と鑑別診断（例）

| 急性発症 | 胆嚢炎，胃腸炎，食中毒，膵炎，薬剤性 |
|---|---|
| 不規則 | 胃食道逆流，薬剤性，代謝性疾患，妊娠 |
| 起床時 | 頭蓋内圧亢進，妊娠，尿毒症，アルコール関連 |
| 食事中／食事直後 | 精神疾患，食道閉塞 |
| 食後数時間 | 消化管閉塞 |

出典：Scorza K, et al. Evaluation of nausea and vomiting. Am Fam Physician. 2007; 76: 76-84.

**表3** …基礎疾患と嘔吐との関連性

| 腹部外科手術歴 | 腸閉塞 |
|---|---|
| 糖尿病 | 低血糖・糖尿病性ケトアシドーシス |
| 心血管疾患のハイリスク | 虚血性心疾患 |
| ステロイド内服 | 副腎不全 |

**ナース**　嘔吐だけだと本当に考えることが多いですよね．肝に銘じておきます．

　あ，次の患者さんが来たみたいなので，さっそくトリアージしてきますね．

これは‼（典型例）と，ひょっとして⁉（非典型例）

**症例2：**85歳，男性，嘔吐

- 数日前から食欲不振と倦怠感を自覚．昨日より嘔気を自覚し夜中に1度嘔吐．朝になっても嘔気が改善せず，複数回嘔吐したため家族とともに救急外来を受診
- 既往歴：腎機能障害(透析は未施行)，陳旧性心筋梗塞，慢性心不全，高血圧
- 意識清明，BP120/80mmHg，HR70/min（不整），RR20回/min，$SpO_2$：98％，BT36.3℃

 さぁ，この患者さんの状態はどうでしたか？

バイタルサインは安定しており，患者さんの第一印象も悪くありません．でも腎機能障害や虚血性心疾患など気になる既往歴がたくさんあるので注意しないといけないですね．
あ，**心電図をちゃんととりましたよ．**

**Dr.水**　すばらしい！　心電図では胸部誘導全体に盆状のST低下はありますが，以前と変化はなさそうですね．発症状況や随伴症状はいかがでしたか？

**ナース**　発症状況は，**とくに誘因なく急に嘔気・嘔吐が出てくる**ようです．食事との関連性も少なそうでした．随伴症状も発熱はなく頭痛や胸痛，腹痛といった痛みの訴えもありません．下痢もありませんでした．随伴症状が倦怠感くらいしかないので，鑑別診断が難しいです…．

**Dr.水**　そうですね．一つずつ順番に考えていきましょう．

**ナース**　意識状態は変わりなく，頭痛の訴えもありません．めまいや神経

**2章** 実践トリアージ！　臨床推論トレーニング

症状もありませんので中枢神経系は否定的かと考えます．下痢や腹痛もありませんので消化器系疾患を第一に考えることも難しいです．**高齢者の倦怠感ですから，発熱はありませんが感染症の可能性は考えておかないといけない**と思います．あとは尿毒症や電解質異常でしょうか？

**Dr.水**　しっかり考えることができていますね．とくに**発熱がなくとも感染症を考える**ことができていることがすばらしい．どのような検査が必要だと思いますか？

**ナース**　まずは血液検査が必要かと思います．

**Dr.水**　そうですね．では血液検査をみてみましょう．

**ナース**　血液検査では電解質や血糖は問題ありません．腎機能もとくに悪い値ではなさそうです（Cr1.4/mg/dL）．炎症反応も全く高くありません．うーん，あと考えるとすると…精神的な影響？

**Dr.水**　**高齢者に精神疾患を積極的に考えることはありませんね**．鑑別診断の中でまだ評価できていない項目はありませんか？

**ナース**　そうだ！　**薬剤性**を忘れていました．さっそく内服薬を確認してきます!!
　（しばらくして）内服薬は**ラシックス，ハーフジゴキシン，バイアスピリン，ディオバン，アムロジピン**のようです．そういえば，ジゴキシン製剤って中毒症状が出やすい薬剤ですよね！　血中濃度を測定するようにしないと．

**Dr.水**　よく知っていますね．ご指摘の通りで，85歳以上では，**薬剤による合併症の3％がジギタリスによるもの**[4]ともいわれています．ジギ

これは!!（典型例）と，ひょっとして!?（非典型例）

タリス中毒では**消化器症状が最も多い症状**[4]であり，他に動悸や視覚異常などがあります．**高齢者では不定愁訴のみ**ということもありますから，内服薬をチェックすることが非常に大事になるんですね．

ナース　高齢者では過剰に内服していなくて，**処方された通りに内服していても中毒になってしまう**ことも多いですもんね[5]．

Dr.水　そうなんです．抗痙攣薬，テオフィリン，ジゴキシン製剤など中毒をきたしやすい内服薬が処方されていないかどうかをチェックすることは，どのような症状でも大事になります．

ナース　いま思ったのですが，この患者さんの心電図の盆状のST低下って，ひょっとしてジギタリスに伴う変化ですか？

Dr.水　よく勉強していますね．たしかにジギタリスを内服していると，この患者さんのような心電図変化が出ます．ただ**中毒との関連性があるわけではありません**．不整脈の有無を確認しましょう．

ナース　あ，ジゴキシンの血中濃度が出ました！　2.8ng/dL（基準値0.8〜2.0ng/mL）と高いです！　やっぱり**ジゴキシン中毒**だったんだ…．内服薬の確認を忘れないようにしないと．

Dr.水　よくできました．ただし血中濃度が基準値であったとしても症状から中毒として対応する必要があるので知っておいてくださいね．

## 2章 実践トリアージ！ 臨床推論トレーニング

> **Point 嘔吐まとめ②**
>
> - 随伴症状のない嘔吐では薬剤性、代謝・内分泌系疾患をチェック
> - 中毒をきたしやすい内服薬の確認を
> - 高齢者では過量服用がなくても中毒症状を起こしうる

### 嘔吐に伴う合併症にも注意せよ

**Dr.水** 嘔吐に伴って引き起こされる脱水や電解質異常，酸塩基平衡異常を是正することも大事[6]です．マロリー・ワイス症候群や特発性食道破裂なども嘔吐をきっかけに起こります．嘔吐を引き起こす原因だけではなく，**嘔吐によって引き起こされる合併症の評価も忘れないようにしたい**ですね．

> ### 救急センター長 "Dr.有吉" のひとこと
>
> **高齢者の処方**
>
> 高齢者は腎機能低下などから通常薬用量でも中毒をきたすことがあります．これには，病院薬剤師さんの助けが必要です．使える戦力はすべて使いましょう．

### 参考文献

1) Nagarwala J, et al. The vomiting patient small bowel obstruction, cyclic vomiting, and gastroparesis. Emerg Med Clin N Am. 2016; 34: 271-91.
2) Anderson WD 3rd, et al. Evaluation of nausea and vomiting: a case-based approach. Am Fam Physician. 2013; 88: 371-9.
3) Scorza K, et al. Evaluation of nausea and vomiting. Am Fam Physician. 2007; 76: 76-84.
4) Cummings ED, et al. Digoxin Toxicity: StatPearls(internet).Treasure Island(FL): StatPearls publishing: 2018. https://www.ncbi.nlm.nih.gov/books/NBK470568/
5) 杉村朋子, 他. 高齢者における急性薬物中毒の現状. 日救急医会誌 2015;26:702-6.
6) American Gastroenterological Association. American Gastroenterological Association medical position statement: nausea and voimiting. Gastroenterology. 2001; 120: 261-3.

これは!!（典型例）と，ひょっとして⁉（非典型例）

# 小児

　小児患者では，うまく症状を聞き出すことができなくて，とくに乳児になると泣いているばかりで何がおかしいのかもわからず，正直苦手です．

　そう思っている人は多いですよね．実際，**小児救急患者のうち重症患者はごくわずか**です．しかしその一握りの重症患者を見逃さないように小児診療のポイントを身につけておく必要があります．小児のトリアージのポイントを覚えていますか？

**ナース**　ちゃんと覚えていますよ．3ステップですよね！　①**全身状態を評価する**，②**主訴や症状から考えられる緊急疾患を想起する**，③**バイタルサインを評価する**（p.28参照），です！

**Dr.水**　すばらしい！　全身状態は「**意識・外観**」，「**呼吸**」，「**循環・皮膚色**」の評価を，バイタルサインは年齢によって基準値が変化するため適宜確認が必要でしたよね．とくにバイタルサインの評価では，発熱や疼痛，不安や啼泣で容易に変化します．**体温が1℃上がることによって，脈拍数は約10回/分，呼吸数は2〜3回/分上がる**[1,2]ことは改めて知っておいてください．

　第1章「2.最初に診（視）ること・考えること」でも述べましたが（p.30参照），**数字だけで判断するとオーバートリアージになりやすく，見た目が良好で頻脈，頻呼吸の要因が他にあると考えられるなら，トリアージレベルを適宜調整していただいても構いません**．

**ナース**　もう一度復習しておきます！

**Dr.水**　ここでは「ステップ2：来院時の状態による緊急度評価」について，

145

2章 ▶ 実践トリアージ！　臨床推論トレーニング

もう少し詳しく勉強しておきましょう．ステップ2では，**主訴や症状から予測される緊急度の高い疾患を考える**ようにしましょう．診断をつけることが目的ではありませんが，**鑑別診断をあげることができなければ病歴聴取も行えません**．とくに乳児以下では自覚症状を訴えることができませんので，両親からの話をしっかり聞くことが重要です．「**食べられています**」，「**遊べています**」，「**いつも通り眠れています**」**ということであれば，重症の可能性は低い**でしょう．一方で「なんとなく元気がない」，「こうした点が気になる」という曖昧な表現をされることもあります．その場合はより慎重に全身を観察するようにしましょう．

　症状や疾患からの緊急度分類の一例を示します（**表1**）[3]．こうした緊急度分類表は所見をとることが難しい小児では特に有効ですね．参考にしていただき，各施設にあった使いやすい緊急度分類を考えてみてください．

**ナース**　緊急度分類表，あるとわかりやすいですよね．誰でも同じように評価できるよう，私たちも施設に合った評価票を作成してみます!!

**Dr.水**　最初に述べたように，小児の重症患者は非常に少ないです．「なんとなく大丈夫」でも実際に大丈夫なことが多いのですが，いざというときに必ず痛い目にあいます．観察すべき点を確認し，観察すべき眼を養っておきましょうね．

**ナース**　わかりました!!
　あ，さっそく小児の患者さんが来院したみたいなので見に行ってきます！

☀ **1** これは‼（典型例）と，ひょっとして⁉（非典型例）

**表1** …緊急度分類表

| トリアージレベル | I 蘇生 | II 緊急 | III 準緊急 | IV 低緊急 | V 非緊急 |
|---|---|---|---|---|---|
| 診療治療介入・再トリアージまで時間 | 0 min | 15 min | 30 min | 60 min | 120 min |
| 呼吸器 | RR >± 2 SD<br>SpO₂ < 90%<br>気道確保困難<br>呼吸困難<br>致死的喘息発作<br>不十分な換気 | RR >± 1 SD<br>SpO₂ < 92%<br>著明な喘鳴<br>中等度呼吸困難<br>重篤な喘息発作<br><br>毒物吸入 | RR >± NR<br>SpO₂ = 92～94%<br>聴取できる喘鳴<br>軽度の呼吸困難<br>中等度喘息発作<br><br>呼吸困難を伴う異物誤飲<br>持続する咳 | RR = NR<br>SpO₂ > 94%<br><br>軽症喘息発作<br><br>苦痛のない異物誤飲（疑）<br>胸痛（バイタルサイン正常） | RR = NR<br>SpO₂ > 94% |
| 循環 | HR >± 2 SD<br>心停止<br>ショック<br>血圧低下 | HR >± 1 SD<br>著明な頻脈<br>徐脈<br>重篤な脱水 | HR >± NR<br>頻脈<br>脱水徴候 | HR = NR | HR = NR |
| 中枢神経 | GCS = 3～9<br>意識不明・応答なし<br><br>進行中の痙攣<br><br>重篤頭部打撲 | GCS = 10～13<br>意識障害<br>突然発症の昏迷・衰弱<br><br>重度の頭痛<br>意識障害を伴う頭部打撲 | GCS = 14～15<br>病着前意識障害の既往<br><br>到着前の痙攣<br>頭痛<br>頭部打撲（嘔気・嘔吐あり） | GCS = 14～15<br><br>慢性反復性の頭痛<br>軽症頭部打撲（嘔気・嘔吐なし） | GCS = 14～15 |
| 疼痛 | Wong-Baker Faces Pain Rating Scale *<br>慢性の疼痛はレベルを1つ下げる<br>10 | 😫<br>8 | 😣<br>6　😟<br>4 | 🙂<br>2 | 😄<br>0 |
| 発熱・感染症 | 敗血症性ショック | 乳幼児敗血症を疑う外観<br>3ヵ月未満児＜36.0℃<br>3ヵ月未満児＞38.0℃<br>3～36ヵ月児の発熱（PAT不良） | 3～36ヵ月児の発熱（PAT良好）<br>36ヵ月以上児の発熱（PAT不良） | 36ヵ月以上児の発熱（PAT良好） | |
| 消化器 | 気道・呼吸器障害による嚥下障害<br>腹部外傷によるショックの徴候または症候 | 血性吐物<br>下血<br>嘔吐・下剤を伴う腹痛（バイタルサイン異常） | 虫垂炎の疑い<br>肝腫瘍など臓器腫大<br>胆汁性嘔吐<br>頑固な嘔吐<br>2歳以下の嘔吐or下痢 | 便秘<br>食物未摂取<br><br>2歳以上の嘔吐or下痢を伴う腹痛 | 脱水徴候のない嘔吐・下痢<br>全年齢の腹痛（バイタルサイン正常） |
| 異物 | | 薬剤（向精神薬, 経口血糖降下薬, カルシウム拮抗薬, βブロッカー, 抗不整脈薬）酸・アルカリ製剤, 揮発性薬剤, 農薬 | その他の薬剤<br>ボタン電池・鉛製品<br>タバコ（症状なし／1本未満） | 小さなプラスチック製品<br><br>タバコ（症状なし／6時間以上経過） | |
| 泌尿器 | | 重度睾丸痛<br>嵌頓包茎<br>持続勃起症<br>排尿停滞＞24 hr | 睾丸痛（中等度）<br>睾丸腫脹<br>鼠径部腫脹・疼痛<br>排尿停滞＞8 hr | 陰嚢外傷<br>尿路感染症（疑） | |
| 鼻・喉 | | 鼻出血（止血不良）<br><br>流涎・嚥下困難を伴う咽頭痛 | 扁摘術後出血<br>嚥下困難を伴う扁桃膿瘍<br><br>鼻痛を伴う鼻内異物 | 鼻出血（止血） | 上気道炎に伴う鼻出血<br><br>咽頭・喉頭痛 |
| 子どもの保護基準 | 紛争中・争議中<br>不安定な状態 | 48時間以内の性的虐待<br>48時間以内の肉体的虐待<br>虐待が現在進行中 | 48時間以上前の性的虐待<br>48時間以上前の肉体的虐待<br>物理的虐待 | 虐待の既往<br>虐待の徴候 | |

小児

出典：日本救急医学会小児救急特別委員会
　　　PECEP（Pediatric Emergency Care and Evaluation for Physicians）コース.

## 2章 実践トリアージ！　臨床推論トレーニング

> **症例1**：3歳2ヵ月，男児，発熱　　**典型例これは!!**
> - 昼食時に食欲がなく顔が赤かったため熱を測ると微熱があった．夕食も食べようとしなかったため熱を測ると39.5℃まで上がっていたため受診．水分摂取はできている
> - 既往歴：とくになし
> - 内服薬：とくになし
> - HR150/min，RR32回/min，SpO₂：98%　BT39.3℃
> - しんどそうだが視線は合い，周囲に興味を示している

 トリアージはどうでしたか？

 外観は悪くなく，皮膚色や循環は問題なく，陥没呼吸や努力呼吸もありません．喘鳴も聴取できませんでした．母親からは数日前から鼻汁と咳嗽があったようです．緊急性の高い疾患は強く想起できません．呼吸・脈拍ともに＋1SDを超える状態でしたが，見た目はそれほど悪くないため，トリアージは準緊急としました．

**Dr.水**　しっかり3ステップで評価できていますね．すばらしいです．追加で確認したい項目として，**予防接種歴と周囲の流行状況は確認**しておきましょう．**肺炎球菌ワクチンやHibワクチンの接種の有無は髄膜炎を考慮するうえで非常に重要**です．またノロウイルス感染やインフルエンザなどは流行しやすい疾患としておさえておくと鑑別診断を考えるのに有用ですね．

**ナース**　そうだ，忘れていました．確認してきます．
　（確認後）先生，どうもインフルエンザが保育園で流行しているようです．この子もインフルエンザの可能性が高いんじゃないでしょうか．

**Dr.水**　そうですね．周囲で流行しているからということで**先入観をもつ**

これは‼（典型例）と，ひょっとして⁉（非典型例）

**ことはいけません**が，上気道症状もありますし，その可能性は高そうですね．頻脈や頻呼吸はどのように評価しましたか？

**ナース** バイタルサインに異常ありと考えましたが，39℃の高熱もあり発熱に伴うものでも説明がつくかと考えました．

**Dr.水** いいですね．PATも悪くなく，発熱に伴うもので矛盾しないと思います．

　小児に限ったことではありませんが，**異常なバイタルサインには敏感になり常にその原因を考える**ようにしてください．小児の入院患者での報告になりますが，「急変」と考えられた患者の85％に前もって心拍数や呼吸数，PATの変化があるんです[4]．放っておけないですよね．

**ナース** たしかに，それは怖いです…．バイタルサインって，とくに小児では意識しないとこんなものかと思ってしまいますもんね．あ，この子は迅速検査してみたところインフルエンザ陽性でしたよ．

> **Point 小児の臨床推論①**
> - 小児のトリアージは3ステップ
> - バイタルサインの異常には敏感になれ！

# 2章 実践トリアージ！ 臨床推論トレーニング

> **症例2**：8ヵ月，女児，発熱
> 
> - 朝から機嫌が悪くぐずっている状態であった．熱を測定してみると37.5℃であったため様子を見ていたが，しばらくして嘔吐2回あり．熱も38.5℃まで上昇してきたため受診
> - 既往歴：とくになし
> - 予防接種：すべて接種済み
> - HR185/min，RR50回/min，$SpO_2$：98%，BT39.3℃
> - 母親に抱っこされてぐったりしている．皮膚色は良好であり，陥没呼吸はない

**典型例 これは!!**

先生！　この子，啼泣はしておらずぐったりしているように見えます．刺激してもあまりこちらを見てくれません．発熱以外には2回嘔吐があっただけとのことでした．呼吸数や脈拍数は＋1SD前後ですが，見た感じが良好とはいえないので，敗血症の可能性を考えます．すぐに診察をお願いしたいです！

いいですねぇ！　今回もしっかり評価できています．成人と同様，発熱した小児を診察するときには，まず敗血症の状態かどうかを考える必要がありますよね．

**ナース**　少し疑問なのですが，小児の敗血症を考えるにあたって，成人に使われるqSOFAのような基準があるのでしょうか？

**Dr.水**　qSOFAは成人に適応される基準であり，小児では適応されません．現時点では昔ながらの考えである**「感染症により惹起されたSIRS」**を敗血症と考えます[5]．SIRSの定義を以下に示します．

これは !!（典型例）と，ひょっとして!?（非典型例）

> **メモ　小児SIRSの定義**
> ① 体温 >38℃または<36℃
> ② 呼吸数 >+2SD
> ③ 脈拍数 >+2SD
> ④ 白血球数：正常値より上昇および低下
> ※① または ④ は必須．2項目以上を満たせばSIRSと診断

**Dr.水**　トリアージの段階で白血球数は評価できませんので，体温とバイタルサインで評価することになります．

**ナース**　なるほど．この子は脈拍数が+2SDを超えていますので敗血症と考えないといけないですね！

**Dr.水**　その通りです．成人と同様に積極的に検査・治療介入をしていく必要があります．とくに**意識障害や末梢循環不全があるようなら，5分以内に酸素投与，末梢静脈路確保を確保し，15分以内に急速輸液，低血糖や電解質の補正，抗菌薬の投与を始めなければならない**と考えておいてください．

**ナース**　「**PATとバイタルサインに異常があれば，積極的に攻めよ！**」ということですね．

**Dr.水**　その通りです．よくわかっていますね．ちなみに，この子は尿路感染症でしたよ．

**ナース**　そうなんですか!?　熱以外には嘔吐症状しかなく，熱源を示唆する症状に乏しいなぁとは思っていましたが….

## 2章 実践トリアージ！ 臨床推論トレーニング

**Dr.水** とくに**2歳未満の尿路感染症は非特異的な症状**で来院します．つまり，**2歳未満の女児や1歳未満の男児で熱源がはっきりしない場合には，積極的に尿路感染症を疑う**ようにしましょう．中でも，今回の乳児のように嘔吐症状があると，胃腸炎と診断されてしまうこともありますので注意が必要ですね．

### Point 小児の臨床推論②

- 常に敗血症の可能性を最初に考える
- 第一印象やバイタルサインに異常があれば、攻めること‼
- 熱源不明の場合には，常に尿路感染症を考えよう

### 症例3：2ヵ月，男児，発熱・鼻汁　〈典型例 これは!!〉

- 昨日より鼻汁が多くなり，哺乳をするのも苦しそうだった．今朝になり38℃の発熱を認めたため来院．周囲にとくに流行している疾患はない
- 既往歴：出生時にとくに問題なし（妊娠40週で分娩）
- HR200/min，RR70回/min，SpO$_2$：96%，BT38.0℃
- 目線は合い，しっかり啼泣している．皮膚色は良好．鼻汁は非常に多い．肋間に陥没呼吸を認める

　外観や循環動態は悪くなさそうなのですが，頻呼吸と陥没呼吸がみられますので，「緊急」だと考えます．あとは3ヵ月未満の発熱ですので，急いで診察をしたほうがいいと思います‼

　すばらしい判断です！　たしかに呼吸はしんどそうですね．鼻汁も多いですから，すぐに吸引してみましょう．しっかり呼吸を見

これは!!（典型例）と，ひょっとして!?（非典型例）

ることができているじゃないですか．

**ナース** ありがとうございます!!　あれだけ呼吸数や陥没呼吸・努力呼吸を確認するよう繰り返し言われたら，すぐに目がいくようになりました．

**Dr.水** 繰り返し言ってきた甲斐があります．ところで3ヵ月未満の発熱はなぜ危険なのでしょう？

**ナース** 周りの多くの人がそう言っていたので，そうなのかなぁと…．

**Dr.水** 3ヵ月未満では免疫能が不十分であるため，**9％が重篤な細菌感染症**になるとされているんですね[6]．そのため，全身状態が非常に良好で，明らかに細菌感染ではないと判断される場合以外には，**血液検査や尿検査など一通りの検査，入院管理が必要**になります．

**ナース** 明らかに細菌感染ではないと判断することなんて難しいです…．

**Dr.水** そうですよね．なので「**3ヵ月未満の発熱は緊急性がある**」と考えてください．

**ナース** あ！　この子は**RSウイルス**の迅速検査が陽性みたいですね．

**Dr.水** RSウイルスは小児のウイルス性気管支炎の代表的な原因です．**冬に多く著明な鼻汁・鼻閉**を呈しますが，**無呼吸発作を引き起こす**こともあります．**低月齢（とくに5ヵ月未満），早産児，慢性肺疾患や先天性心疾患，免疫不全の患児では重症化する**ことがありますので，ウイルス感染だからといって安心してはダメですよ．この子のように経口摂取が困難な場合や夜間に眠れないような状態も入院適応になります．

**2章** 実践トリアージ！ 臨床推論トレーニング

**ナース** ウイルス感染症でもあなどれないですね….

**Dr.水** 呼吸器感染症は，小児の感染症として最も多いものです．肺炎は見逃したくありませんが，バイタルサインや聴診のみで予測できるものではありません．ただ**SpO$_2$≦96％，呼吸仕事量の増加（努力呼吸，陥没呼吸など）は肺炎との関連性がある**という報告もあります[7]．やっぱり**呼吸を見ることは大事**なんです．

> **Point** **小児の臨床推論③**
>
> ● ３ヵ月未満の発熱は緊急性が高いと心得よ
> ● 緊急性，重症度を判断するのに呼吸をしっかり見ること

---

**症例4**：2歳8ヵ月，女児，嘔吐・下痢　　*典型例 これは!!*

- 朝に嘔吐が2回あり．昼食後にも嘔吐あり，その後，水様性下痢が4回あった．夕食後も嘔吐あり1日食事がとれない状態であったため心配して来院．保育園で胃腸炎が流行しているとのこと
- 既往歴：出生時にとくに問題なし（妊娠40週で分娩）
- 予防接種：可能なものはすべて接種
- HR120/min，RR25回/min，SpO$_2$：98％，BT37.5℃
- 目線は合い，啼泣している．皮膚色は良好．喘鳴や陥没呼吸はない

---

第一印象は悪くなく，バイタルサインも脈拍・呼吸数ともに正常範囲内でした．嘔吐・下痢がありますし，周囲の流行状況もありますから，胃腸炎が鑑別の上位にあがってくると思います．脱水の徴候はとくになさそうですが，いつもよりは元気がないということでしたので，トリアージは「低緊急」にしました．

154

**1 これは‼（典型例）と，ひょっとして⁉（非典型例）**

 なるほど．たしかに第一印象やバイタルサインは問題なさそうですね．ところで脱水の徴候はどのような点に注意しましたか？

**ナース** まず**意識状態やバイタルサインに異常がない**ことを確認しました．あとは**皮膚や口腔粘膜の乾燥**をチェックして問題なかったです．尿が出ているかを確認しましたが，水様性下痢もありますので，どれくらい出ているかははっきりしませんでした．**啼泣時には涙も出ています**し，総合的に脱水はないかなと思いました．ダメでした？

**Dr.水** いえいえ．ちゃんと所見を確認しているなと思って感心しています．嘔吐・下痢があるため，全く脱水がないとはいえません．

トリアージで体重測定ができるのであれば，**どの程度体重が減少しているかが，そのまま脱水の程度となります**ので非常に有効です．ただ乳児の体重計がある病院は少ないかもしれませんね．

5％脱水を予測する所見として，**CRT＞2秒，皮膚ツルゴールの低下，呼吸様式の変化（深呼吸の有無で，頻呼吸は伴わなくてもよい）**が良い指標になるといわれています[8]．他にも**眼窩陥凹や口腔粘膜の乾燥，流涙の有無は病院滞在期間や点滴の必要性と関連がある**ともいわれていま

**表2**…脱水の評価

| 所見 | 軽度（3〜5％） | 中等度（6〜10％） | 重度（＞10％） |
|---|---|---|---|
| 脈拍・血圧 | 正常 | 頻脈 | 頻脈・低血圧 |
| 意識状態 | 正常 | 傾眠 | 傾眠・昏睡 |
| 呼吸 | 正常 | 深呼吸 | 深呼吸＋頻呼吸／徐呼吸 |
| CRT | ＜2秒 | 2〜3秒 | ＞3秒 |
| 口腔粘膜 | 軽度乾燥 | 乾燥 | 著明に乾燥 |
| 皮膚所見 | 正常 | ツルゴール低下 末梢冷感 | ツルゴール著明に低下 末梢冷感・チアノーゼ |
| 眼窩 | 正常 | 陥凹 | 著明に陥凹 |
| 尿量 | ほぼ正常 | 減少 | 乏尿 |

## 2章 実践トリアージ！ 臨床推論トレーニング

すので，脱水を評価するときには注意してみてください[9]．ひとつの所見ではなく複合的に判断するようにしてください（**表2**）．

**ナース** 脱水の評価って奥が深いですね…．この子は飲水も少しずつならできることが確認できました．軽症の脱水として自宅で経口補水を指導し帰宅となっています．

**Dr.水** 小児は容易に低血糖になりますので，**傾眠があるようならトリアージで血糖測定を行ってもいい**かもしれませんね．

### Point 小児の臨床推論④

- 脱水の評価をしっかり行えるようにしよう
- 小児は低血糖になりやすい．ぐったりしていれば血糖測定！

---

**症例5：10ヵ月，男児，嘔吐・啼泣**　　〈典型例 これは!!〉

- 朝から機嫌が悪くなかなか泣きやまない状態であった．とくに発熱はなく経過をみていると自然と泣き止んだ．昼食前に再度不機嫌になり今回は嘔吐が2回あったため救急受診となった．救急受診前に機嫌は良くなったとのことだが，病院受診時に再度嘔吐1回あり．両親からは今は大丈夫そうという意見がある
- 既往歴：出生時にとくに問題なし（妊娠40週で分娩）
- 予防接種：可能なものはすべて接種
- HR 130/min，RR 40回/min，SpO$_2$：98%，BT 36.8℃
- 機嫌は悪くなく，周囲に興味を示している．顔色や呼吸状態は悪くない

全身状態は悪くなく，バイタルサインも問題ありません．発熱もありませんし重篤な感染症を疑うような状態でもないかなと思い

**1** これは‼（典型例）と，ひょっとして⁉（非典型例）

ます．嘔吐があるということは胃腸炎の初期でしょうか．周囲に流行しているということはないようです．トリアージは「低緊急」にしました．

「不機嫌」は非常に曖昧な症状で鑑別診断を考えるのが難しいですよね．**不機嫌な子どもを診察するときには全身を抜け目なく観察する**ことが必要です．目に睫毛が入っているだけでも啼泣し続けますし，実は鼠径ヘルニアの嵌頓だった，手指に髪の毛が絡みついてしまっていた（hair tourniquet）など稀な病態も考える必要があります．ただ，**多くは感染症や骨折などどこかに痛みがあって不機嫌**になっていることが多い印象です．

**ナース** でも最初に診察したときは不機嫌じゃなかったですよ．
あれ？ また泣き声が聞こえます…．不機嫌になってしまったのかなぁ．

**Dr.水** 診察時に問題がないからといって評価をしなくていいということではありませんよね．反復して不機嫌になり嘔吐がありますが，下痢はないですし胃腸炎と判断するには少し勇み足かもしれませんね．

**ナース** 先生，もう一度見にいってみたのですが，また不機嫌になっていて，そのときに嘔吐を1回したようです．やっぱり下痢はしていないみたいで…．

**Dr.水** **不機嫌と嘔吐を繰り返すような代表的な疾患**をあげることができますか？

**ナース** そうか！ **腸重積**ですね‼

**Dr.水** 大正解‼ **腸重積は腹痛（不機嫌）・嘔吐・血便が3徴候**といわれ

ていますが，初診時にすべてそろうことは稀です[10]．**腹痛（不機嫌）を最初に訴えることが多く，その後に嘔吐がみられ，10〜20分の間欠期があることが特徴的**です．なので，この間欠期に診療を行うと「とくに問題なし」と考えてしまうかもしれませんね．

**ナース** 診察時には機嫌も悪くなくて，とくに両親からも「今は大丈夫」という言葉があったので，問題ないと判断してしまいました．病歴をしっかり聞くと腸重積を疑わないといけないですね．反省です．

**Dr.水** エコーをしてみると，やっぱり腸重積でした！ さっそく小児科に相談しましょう．

### Point 小児の臨床推論⑤

- 小児に多い疾患の特徴を知っておく必要がある
- 小児の不機嫌では全身をくまなく評価する癖をつけておく
- 小児の腹痛では虫垂炎と腸重積を必ず鑑別に！

### 救急センター長 "Dr.有吉" のひとこと

**お説教 ≠ 患者教育**

不要不急の救急受診を防ぐためには患者教育が必要とはよく聞く言葉ですが，「この程度の症状で受診してはいけません」と説教するのが患者教育ではありません．「患者や家族の不安心配を解消せねば再受診を防げない」という市川光太郎先生の言葉があります．ERで安心してもらうことが患者教育です．

## 1 これは‼（典型例）と，ひょっとして⁉（非典型例）

### 参考文献

1） Hanna CM, et al. How much tachycardia in infants can be attributed to fever? Ann Emerg Med. 2004; 43: 699-705.
2） Nijman RG, et al. Derivation and validation of age and temperature specific reference values and centile charts to predict lower respiratory tract infection in children with fever: prospective observational study. BMJ. 2012; 345: e4224.
3） 日本救急医学会小児救急特別委員会 PECEP（Pediatric Emergency Care and Evaluation for Physicians）コース.
4） Akle M, et al. Sensitivity of the pediatric early warning score to identify patient deterioration. Pediatrics. 2010; 125: e763-9.
5） Goldstein B, et al. International pediatric sepsis consensus conference: definitions for sepsis and organ dysfunction in pediatrics. Pediatr Crit Care Med. 2005; 6: 2-8.
6） Bachur RG, et al. Predictive model for serious bacterial infections among infants younger than 3 months of age. Pediatrics. 2001; 108: 311-6.
7） Shah SN, et al. Does this child have pneumonia? JAMA. 2017; 318: 462-71.
8） Steiner MJ, et al. Is this child dehydrated? JAMA. 2004; 291: 2746-54.
9） Goldman RD, et al. Validation of the clinical dehydration scale for children with acute gastroenteritis. Pediatrics. 2008; 122: 545-9.
10） 日本小児救急医学会．エビデンスに基づいた小児腸重積症の診療ガイドライン．2012．ヘルス出版［http://www.convention-axcess.com/jsep/doc/annai/20121017_Guide-line.pdf（最終閲覧2019/2/10）］

小児

## 2章 実践トリアージ！ 臨床推論トレーニング

**コラム**  **Dr. 柳井のワンポイントレクチャー**

# 子どもは何でも口にする

　小児のトリアージで多い主訴のひとつが「誤飲」あるいは「誤嚥」．誤嚥の場合は気道，呼吸の異常で一刻を争いますので，迅速な評価と治療を行う必要があります．

　誤飲の場合はもう少し時間の余裕があります．しかし，口にするものはさまざま．どう対処すればいいか迷うときも多いでしょう．代表的なものについてご紹介します．

　誤飲は消化管異物と急性中毒に分けられます．消化管異物で多いのはボタン電池．小さく，丸い形状は子どもには魅力的に見えるのかもしれません．5歳以下に多く，飲み込んだ電池が1個とは限りません．ボタン電池誤飲の対策は「とどまっている部位」と「ボタン電池の種類」によって分けられます．食道にとどまっている場合は（ボタン電池に限らず，どんな異物であれ）早期に除去する必要があります．症状を訴えられる年齢であれば頸部胸部の違和感から食道異物の予測がつく場合もありますが，無症状の場合のほうが多いのでエックス線画像で判断することになります．ボタン電池でとくに注意すべきなのはリチウム電池です．比較的大きいので飲み込みにくい反面，放電力が強いので，消化管の粘膜を損傷する危険が高いといわれています．電池の種類がわからないまま受診される親御さんも多いので，もしも事前に電話問い合わせがあれば同じもの，あるいはパッケージを持ってきてもらうとよいでしょう．電池に印字された文字により種類がわかります．食道異物の可能性が高いときと，リチウム電池誤飲の可能性が高いときは除去を急ぐ必要があります．

　急性中毒の代表は，日本ではタバコです．生後5〜6ヵ月頃からみられ，8ヵ月児に最も多いといわれています．8割は無症状です．聴取ポイントは誤飲したタバコの量と形状です．通常の紙巻きタバコではフィルター部分を除いて3cm程度未満であれば心配いりません．致死量は1/2〜1本，ニコチン量として10〜20gといわれていますが，催吐作用もあるのでこの量をまるまる摂取してしまうことはまずありません．紙タバコ誤飲による死亡例の報告は日

これは!!（典型例）と，ひょっとして!?（非典型例）

本ではありませんので，それを親御さんにお伝えしてまずは安心してもらいましょう．ただ，近年懸念されているのは加熱式タバコの誤飲です[1]．細かく刻んだタバコ葉を充填したスティックを加熱させて生じた蒸気を吸引するものですが，紙巻きタバコの半分程度の大きさで子どもが全量を口に入れやすいサイズとなっています．

タバコが浸された液体には高濃度のニコチンが溶け出しているため重篤な中毒となりやすいです．液体化されたニコチン含有液を吸入するタイプの電子タバコが売られているアメリカでは，この液体摂取による1歳児の死亡報告もあり問題となっています[2]．日本でも個人輸入で入手可能なので対岸の火事ではありません．妊娠や出産を契機に紙巻きタバコから加熱式タバコや電子タバコへ切り替える若い親も多いことが，逆により危険な小児のタバコ誤飲を増やす可能性をはらんでいる皮肉な側面もあります．

子どもの事故は再発防止も大事です．誤飲に関しては，「トイレットペーパーの芯を通るサイズのものは子どものそばに置かない」というのも指導方法の一つです．

### 参考文献

1) 日本小児科学会こどもの生活環境改善委員会．Injury Alert（傷害速報）No.63加熱式タバコの誤飲．日本小児科学会雑誌　2016；120，1709-11．
2) Kamboj A, et al. Pediatric exposure to E-cigarettes, nicotine, and tobacco products in the United States. Pediatrics. 2016; 137: e20160041.

# 2章 実践トリアージ！ 臨床推論トレーニング

## 高齢者

 日本の高齢者（65歳以上）は2015年には26.9％であり，2050年には実に2〜3人に1人が高齢者になるといわれています．海外では**救急外来から入院する患者さんの約40％，またICUに入室する患者さんの約50％を高齢者が占めており**，高齢者救急は救急外来にかかわるうえで避けて通ることができない状況です[1]．

最近は本当に高齢の患者さんが多いです．でも問診がうまくとれなかったり，基礎疾患が多かったり，多くの薬物を内服していたりで，すごく複雑で難しいという印象をもちます．

**Dr.水** 高齢者を問診するにあたっては，高齢者によくみられる問題・特徴を知っておく必要があります．第1章（p.34〜36）でも勉強しましたが，ここで高齢者の注意点を改めてまとめておきましょう．

> **メモ 高齢者の注意点**
> - 主訴を正確に述べることが難しい（記銘力障害などの影響）
> - 非特異的・非典型的症状で来院する
> - バイタルサインを鵜呑みにしてはならない（薬剤の影響や生理学的変化）
> - 基礎疾患などにより，普段の状況がわからない

**Dr.水** こうした点から，トリアージを含め高齢者の診察には多くの時間と注意が必要です．うまく乗り切るポイントを改めて整理しておきましょう．

**1 これは‼（典型例）と，ひょっとして⁉（非典型例）**

### ワンポイントアドバイス

## 家族や周囲の人から情報を得よう

　とくに基礎疾患や認知機能障害などにより自分で主訴を正確に述べられない高齢者では，**普段の状況を知っている人から情報を得る**ことは非常に重要です．

　バイタルサインなど数字で異常がわかる場合は「異常」として認識・評価しやすいのですが，数字で異常を確認できない場合もあります．**普段とどのように様子が違うのか確認することは，どのような患者さんを評価するうえでも非常に重要**ですので，情報を得ることができる人を確保し情報収集を惜しまないようにしてください．

**ナース**　最近は独居高齢者が増えていてそうした人がいない場合もありますよね．本当に困ります．

**Dr.水**　その場合は，**常に最悪のシナリオを想定**して問診・診療にあたりましょう．これは救急医療の原則です．正確な診断をつけることは大事ですが，緊急性のある疾患をまず除外することがそれ以上に大事ですから．

### ワンポイントアドバイス

## 非特異的疾患症状へのアプローチ

　繰り返しとなりますが，高齢者は非典型的，非特異的症状で来院することが非常に多いです．そのため**発症様式や基礎疾患・薬剤歴の情報は鑑別診断を考えるうえで重要**になります．

　「つい先ほどまではなんともなかったのに…」というほどの急性発症では，心血管疾患を疑わなければなりません．数時間から数日の変化なら感染症や心不全，貧血などを考慮する必要があるでしょう．**基礎疾患や薬剤歴からはそれらの増悪や副作用を考える**ことができますね．

高齢者

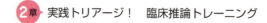

**ナース** なるほど．すごく幅広い鑑別診断をあげなければならないということはわかります．どれを上位にあげるべきか…困ってしまいます．

**Dr.水** 実は「脱力感」や「倦怠感」などの非特異的症状を主訴に来院する患者では，**感染症・脱水・電解質異常・貧血・心不全・認知機能障害の割合が高い**[2]といわれています．こうした疫学を知っておくことも大事ですね．

あ，さっそく高齢の患者さんが来院したようですよ．

---

**症例1：** 85歳，女性，反応が鈍い，嘔吐　　〈典型例 これは!!〉

- 高齢者施設入所中．車椅子移動で食事は介助しながら摂取可能．意思の疎通はできるが認知機能障害あり．夕方に職員が回診で様子を見に行くと，いつもより反応が鈍く嘔吐痕があった．呼吸が荒いように思えたため救急外来を受診
- 既往歴：陳旧性脳出血，パーキンソン病，胃癌術後，高血圧
- 内服薬：降圧薬，抗血小板薬，抗パーキンソン薬
- BP106/60mmHg，HR88/min，RR20回/min，$SpO_2$：96%，BT36.7℃

---

反応が鈍いということでしたが，**病院受診時にはいつもと同じような状態**であると同乗の施設職員の方が言っていました．本人もとくにしんどいところはないと言っています．顔色も悪くありませんし，どこかを痛がる様子もありません．バイタルサインもとくに問題ないですし，緊急性はないように思えます．

高齢者の意識障害ということでしたが，診察時には意識は改善していたようですね．**急性の意識障害で日内変動がある**ような場合，どのような状態を考えますか？

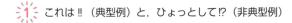
これは‼（典型例）と，ひょっとして⁉（非典型例）

**ナース**　せん妄ですよね‼　急性の意識障害と日内変動がある場合には常に考えるように先輩から教えてもらいました！

**Dr.水**　よく勉強していますね．つまり**診察時に意識状態が問題ないから大丈夫ということではない**んですね．せん妄を見逃すと死亡リスクは2倍以上にもなるんです[3]．

### 表1 … CAM-ICU（ICUにおけるせん妄評価法）

| |
|---|
| **1．発症および変動性** |
| 急性発症であり，24時間以内に状態が変動する |
| **2．注意力欠如** |
| 数字を10個言って，「1」を聞いたときに手を握ってもらう（3回以上間違えたらダメ） |
| **3．無秩序な思考** |
| 4つの質問のうち，2つ以上間違えたらダメ，もしくは指示に従えない<br>質問A<br>・石は水に浮くか？　・魚は海にいるか？　・1gは2gより重いか？　・釘を打つのにハンマーを使用してもいい<br>質問B<br>・葉っぱは水に浮くか？　・ゾウは海にいるか？　・2gは1gより重いか？　・木を切るのにハンマーを使用してもいいか？<br><br>指示<br>・評価者は，患者の前評価者自身の2本の指を上げて見せ，同じことをするよう指示する<br>・今度は評価者自身の2本の指を下げたあと，患者にもう片方の手で同じこと（指を2本上げること）をするように指示する |
| **4．意識レベルの変化** |
| 患者の意識レベルは清明以外の何か，例えば，用心深い，嗜眠性の，また昏迷であるか？<br>意識明瞭：自発的に十分に周囲を認識し，また，適切に対話する<br>用心深い／緊張状態：過度の警戒<br>嗜眠性の：傾眠傾向であるが，容易に目覚めることができる，周囲のある要素には気づかない，あるいは自発的に聞き手と対話しない．または，軽く刺激すると十分に認識し，適切に対話する<br>昏迷：強く刺激したときに不完全に目覚める．または，力強く，繰り返し刺激したときのみ目覚め，刺激が中断するや否や昏迷患者は無反応な状態に戻る |

出典：ICUのためのせん妄評価法（CAM-ICU）トレーニング・マニュアル 2014 https://www.icudelirium.org/（最終閲覧2019/6/17）

**2章** 実践トリアージ！　臨床推論トレーニング

**ナース**　それは怖いです．せん妄を見逃さないようにする方法って，ないのでしょうか？

**Dr.水**　多くのスクリーニングツールがありますが，ここでは最もよく使用されているだろうCAM-ICUを示します（**表1**）[4]．**1，2かつ3，4のいずれかを満たすとせん妄と診断**します．とにかく**急性の意識状態の変化があれば，せん妄を鑑別にあげる**ことが重要ですね．

　ただ，せん妄を疑っただけではいけませんよ．

**ナース**　せん妄を起こすに至る原因の病態を考えないといけないですよね‼

**Dr.水**　その通りですね．これは「**DELIRIUM(せん妄)**」の語呂合わせで覚えてしまいましょう（**表2**）[5]．

**表2**⋯DELIRIUM（せん妄）の語呂合わせ

| 評価項目 | 評価内容と介入事項 |
|---|---|
| **D**rugs | 新規薬剤や増量された薬剤，薬剤相互作用の確認 |
| **E**lectrolyte | 電解質異常の確認．とくに脱水や甲状腺機能評価は忘れずに |
| **L**ack of drugs | アルコールや睡眠薬，鎮静薬の離脱の考慮．疼痛に対する鎮痛薬の過不足 |
| **I**nfection | 感染症（尿路感染，呼吸器感染，軟部組織感染など）の評価 |
| **R**educed sensory input | 視力や聴力の低下に対する介入の必要性（眼鏡や補聴器など） |
| **I**ntracranial disorders | 脳卒中などの中枢神経障害の可能性 |
| **U**rinary and fecal disorders | 尿閉や宿便に対する介入 |
| **M**yocardial and pulmonary disorders | 心血管・呼吸器疾患に対する評価・介入 |

出典：Marcantonio ER. Delirium in hospitalized older adults. N Engl J Med. 2017; 377: 1456-66.

**1** これは‼（典型例）と，ひょっとして⁉（非典型例）

**ナース**　やっぱり感染や電解質，脱水の評価，心血管系疾患を考えないといけないんですね．「何も症状がないんだったら大丈夫じゃない？」と先入観をもってしまいました．

**Dr.水**　ところでこの患者さんのバイタルサインをもう一度みてみましょう．

**ナース**　え？　とくに問題ないように思いますが．

**Dr.水**　数字だけ見るとそうかもしれませんね．ただこの患者さんがもともと高血圧であったらどうでしょう．施設職員の方に尋ねてみると，**普段の血圧は高めでBP160/90mmHg**くらいのことが多いようです．

**ナース**　え？　そうなんですか？　それは確認していませんでした…．そうだとすると今回の血圧は非常に低いように思います．

**Dr.水**　そうなんですよね．「**普段と比較すること**」は非常に大事なんです．この患者さんではすでに普段と比べて低血圧なので，「数字は問題ない」と判断するのは危険です．

**ナース**　最初に問題ないと判断してしまって…．もう一度患者さんの状態を確認しに行ってみます．
　―（数分後）先生！　先ほどの患者さんですが，少し呼吸が荒くなっていて**呼吸数が25回程度**もありました．あと，本人は大丈夫と言っているのですが，熱を測ってみると**37.6℃に熱が上がって**いました．**血圧は96/50mmHg**でさらに下がっていました…．敗血症と考えてすぐに初療室に入れます‼（しまった，判断が甘かった…）．

**Dr.水**　高齢者の感染症では発熱よりも意識障害や食欲低下などの非特異

高齢者

167

2章 実践トリアージ！ 臨床推論トレーニング

的な症状で来院することが多く，**38℃以上の発熱は30％程度にしか認めません**．また**37.8℃以上の発熱では死亡率は10％**にもなり重篤な感染症を考えないといけないんです[6, 7]．**肺炎と尿路感染症が多い**ので，まずは両者を考えて診察・検査をしていきましょう．

**ナース**　でも肺炎を示唆するような咳嗽もないし，尿路感染症を示唆するような排尿時痛もありません…．

**Dr.水**　**肺炎では咳嗽や発熱，呼吸困難は2/3で認めない**ですし，**尿路感染症でも発熱や膀胱刺激症状をきたすことは少ない**です．**肺炎では頻呼吸**をきたしやすく，**腎盂腎炎では悪寒・戦慄の存在**が疾患の指標になるので[5]，しっかり確認しましょう．

**ナース**　検査をしたら尿が非常に混濁しており，尿路感染症だったようです．血液培養も採取し抗菌薬も投与しました‼
　高齢者の怖さが身にしみました…．これから注意していきます！

### Point 高齢者まとめ①

- 高齢者は非特異的・非典型的症状で来院する
- 非特異的症状では感染症，電解質異常，脱水，心不全，貧血を鑑別に！
- 急性の意識障害は必ずせん妄を考えよう

168

**これは!!（典型例）と，ひょっとして!?（非典型例）**

**症例2：80歳，男性，転倒**
- トイレで排便後，リビングに戻ろうとしたときに転倒．頭を打って出血したということで受診
- 既往歴：前立腺癌術後，陳旧性心筋梗塞，慢性心不全，高血圧
- 内服薬：降圧薬，抗血小板薬，ACE阻害薬，β遮断薬
- BP156/80mmHg, HR90/min, RR16回/min, $SpO_2$：98%, BT36.3℃

転倒で来院した患者さんですが，外傷は後頭部に1〜2cmの挫創がある程度でした．他にはどこにも痛みはないようです．本人も頭痛以外にとくに症状はありませんし，意識状態やバイタルサインも問題ありませんので，緊急性はないと思います．

そうですね．高齢者の頭部外傷ですから，頭部CTの撮影は必要そうなので少し待っていてもらいましょう．ただ高齢者の転倒は非常に重要な問題で，**約40％に入院**が必要となり，**1年後死亡率は33％**にもなります．

**ナース** え？ 転倒したというだけなのに，そんなに予後が悪いんですね….私たちができることって何かあるんでしょうか？

**Dr.水** 救急外来はどのような患者さんが転倒しやすいのか，それを食い止めるにはどうしたらいいかを考えることができる重要な場所なんです．転倒の危険因子としては以下のようなものがあります．

**メモ 転倒の危険因子[8]**
- 転倒の既往，独居，歩行道具の使用，うつ病，認知機能障害，6種以上の内服薬

2章 実践トリアージ！ 臨床推論トレーニング

**Dr.水** とくに高齢者は非常に多くの薬剤を内服していますので，それらを吟味することは大切な役割になるでしょう

**ナース** たしかに，こんなに薬が必要？ と思うくらいたくさん飲んでいる患者さんはいますよね．そのような役割が救急外来にもあるということを知れたのはよかったです．あ，CT撮影が終わったようですね．

**Dr.水** 頭部CTではとくに異常はなさそうですね．あと，聞き忘れていたのですが….

**ナース** あ！ 待合室のトイレでナースコールが鳴っているので見に行ってきます！
　―（しばらくして…）先生‼　トイレを確認すると先ほどの患者さんが倒れていました．家族がドスンという音がしたのでドアを開けてみたら，患者さんの顔面が蒼白で….しかも**便が真っ黒**でした‼

**Dr.水** 聞き忘れたことはそれだったんですよ！　**転倒したのは単純につまずいたりしただけなのか，失神するような病歴だったのか**，それを確認しなければならなかったんです．

**ナース** 「こけて頭を打った」という主訴だったので，そこまで確認していませんでした….
　でも，先ほど家族に話を聞いたところ，自宅で倒れたときにも今回のように顔面蒼白で，本人は立ちくらみのような感じがしたと．しばらく反応に乏しかったようです….

**Dr.水** どうも**転倒の原因は失神**のようですね．しかも黒色便がありますから消化管出血が疑わしいです．すぐに消化器内科に相談しましょう‼

**1　これは‼（典型例）と，ひょっとして⁉（非典型例）**

**ナース**　転倒の原因までしっかり評価できていなかったです．猛省しないと…．

**Dr.水**　失神における**外傷の合併率は26〜31％**といわれています[9]．つまり**明らかな受傷機転がわからない外傷では常に背景に失神の可能性を考慮しないといけない**ということなんです．

**ナース**　そうですよね，これから気をつけます．若年者と比べて高齢者の失神で注意するべきことはありますか？

**Dr.水**　**65歳以上の高齢者では心原性失神が約35％と高く，次いで起立性低血圧が30％程度**です[10]．高齢者で受傷機転が不明の失神では，20％が不整脈に伴う心原性失神だったという報告もあります[11]から，受傷機転が明確ではない場合には必ず心原性失神を考えることを忘れないでください．

**ナース**　たしかに，この患者さんは心疾患の既往がありますから，心原性失神の可能性が十分ありました．第2章の「失神」の内容（p.85参照）を復習しておきます！
　あと，**起立性低血圧では，この患者さんのように脱水や消化管出血などの循環血液量減少に伴う失神**をまず考えればいいんでしたよね．

**Dr.水**　その通りです．それに加えて**高齢者は薬剤性に伴う失神が多く**，この患者さんのように降圧薬や心血管作動薬を内服している患者さんや，抗精神病薬を内服している患者さんでは注意が必要です．
　いずれの原因にしても，高齢者では複数の因子が関与している可能性が高いです．

高齢者

171

## 2章 実践トリアージ！　臨床推論トレーニング

**Point 高齢者まとめ②**

- 高齢者の転倒は予後が悪い
- 転倒の危険因子を探り，予防に努めることも大事な救急医療の仕事
- 高齢者の転倒では，必ず受傷機転を確認すること

**ナース**　先生，失神に関して少し質問があります．

**Dr.水**　どうしました？

**ナース**　食事中に失神を起こして来院する高齢者をよくみるのですが….

**Dr.水**　それは食事に関連した血圧低下ですね．実は高齢者の1/3でみられるくらいのcommon diseaseなんです．**80歳以上の高齢者，パーキンソン病や糖尿病患者などの自律神経障害を呈する基礎疾患，ポリファーマシー（多数の薬剤を内服している患者）などは危険性が高くなるので要注意**です．**食後30分から1時間で起こることが多く**，失神や転倒の原因として知っておきたい病態ですね[12]．

### 救急センター長 "Dr.有吉" のひとこと

**気にかけてあげてください**
普段通り自宅で過ごしていても，環境障害に陥りやすいのが高齢者の特徴です．一人暮らしの高齢者には熱中症，低体温の時期，週1回の電話を2回にするよう，ご家族に助言してあげるべきです．

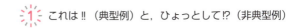

## 参考文献

1) Geriatric Emergency Medicine Guidelines. The American College of Emergency Physicians, the American Geriatrics Society, Emergency Nurses Association, and the Society for Academic Emergency Medicine, 2013.
2) Nickel, et al. Geriatric emergency medicine. Springer 1st edition 2017.
3) Kakuma R, et al. Derilium in older emerngency department patients discharged home: effect on survival. J Am Geriatr Soc. 2003; 51: 443-50.
4) ICUのためのせん妄評価法（CAM-ICU）トレーニング・マニュアル 2014 https://www.icudelirium.org/（最終閲覧2019/6/17）
5) Marcantonio ER. Delirium in hospitalized older adults. NEJM. 2017;377:1456-66.
6) Liang SY, et al. Sepsis and other infectious disease emergencies in the elderly. Emerg Med Clin N Am. 2016 ;34: 501-22.
7) Marco CA, et al. Fever in geriatric emergency patients: clinical features associated with serious illness. Ann Emerg Med. 1995;26:18-24.
8) Carpenter CR, et al. Predicting geriatric falls following an episode of emergency department care: a systematic review. Acad Emerg Med. 2014 ;21: 1069-82.
9) 失神の診断・治療ガイドライン. 2012年改訂版. www.j-circ.or.jp/guideline/pdf（最終閲覧2019/2/13）
10) Hogan TM, et al. Evaluation of syncope in older adults. Emerg Med Clin N Am. 2016; 34: 601-27.
11) Bhangu J, et al. Long term cardiac monitoring in older adults with unexplained falls and syncope. Heart. 2016; 102: 681-6.
12) Luciano GL, et al. Postprandial hyptension. Am J Med. 2010; 123: 281.e1-6.

## 2章 実践トリアージ！ 臨床推論トレーニング

**コラム**  **Dr. 柳井のワンポイントレクチャー**

# 熱中症？ 低体温？ ちょっと待った！

　ある晴れた8月の昼，ガスの検針作業をしていた男性が一過性意識消失で運ばれてきました．熱中症の高度脱水かなー，そう思いながら患者さんに触れると皮膚はじっとりしめっており，脈は速くありません．救急隊に話を聞くと，たしかに炎天下ではありましたが，作業を始めて10分もたっていなかったとのこと．患者さんの訴えは「急に目の前が暗くなる感じ」．水分もとっていたということです．装着されたモニター心電図を見ていた先生が言いました．
　「あれ？　ブロックやないですか？」
　すぐに三次救急外来へ移動し，12誘導心電図をとったところ完全房室ブロックでした．心原性酵素や電解質のチェックを行い，循環器の医師をコールし，入院のうえ精査を行うことになりました．冠動脈疾患などは見つからず，ペースメーカーをいれて退院となりました．

　時期を真冬に移してみましょう．高齢独居男性が自宅浴室の洗い場に全裸で倒れており，意識障害で搬送されました．体温は29℃，血糖は30mg/dL．糖尿病の既往があるとの前情報で，低血糖から意識障害となり，寒冷環境で低体温に至ったとの診断で入院となりました．復温とブドウ糖投与で意識が回復したのち病歴を聞いてみると，糖尿病はあるが内服やインスリン治療はしていない．ちょっと体調が悪かったが頑張ってお風呂に入ろうとしたところから記憶がない，とのこと．
　翌日，入院時に念のため，とっていた血液培養2セットの陽性報告が…．改めて診察すると，近医で数日前に点滴を受けた前腕部が腫脹しており，蜂窩織炎からの菌血症，それに伴う低体温，低血糖であった可能性が高くなりました．抗菌薬治療で回復し自宅退院されましたが，考えてみれば治療もしていない糖尿病で低血糖など不自然ですし，気をつけて全身をみれば軟部組織感染の所見も見つけられたかもしれません．低体温には隠れたさまざまな原因があることは知られています（**表1**）．

　時期や疾患頻度はつい先入観をもたらしがちです．しかし，引っかかるべき

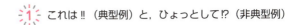
これは!!（典型例）と，ひょっとして!?（非典型例）

ポイントは常にあるのです．ちゃんとそこで引っかかって，真相にたどり着くことができるかは，センスだけでなく，やはり丁寧な問診と診察，そして自分や他人の失敗時の経験を忘れず次に活かすことに尽きると日々感じています．

### 表1 … 低体温の原因

| メカニズム | 原　因 |
|---|---|
| 熱消失 | 血管拡張：薬剤，飲酒，毒物 |
| | 皮膚疾患：熱傷，皮膚炎 |
| | 医原性：冷たい輸液，脱衣後の保温不足，PCPS，腎代替療法 |
| | 寒冷環境 |
| 熱産生阻害 | 内分泌疾患：下垂体機能低下症，副腎機能不全，甲状腺機能不全 |
| | 熱源の枯渇：低血糖，栄養障害 |
| | 神経筋疾患：高齢，不動 |
| 熱制御異常 | 末梢神経を介した障害：脊髄損傷，糖尿病 |
| | 中枢神経を介した障害：脳血管障害，くも膜下出血，パーキンソニズム，視床下部障害，多発性硬化症，神経性食思不振症，薬剤（抗うつ薬，抗精神薬，麻薬，抗炎症薬，β阻害薬） |
| その他 | 敗血症 |
| | 膵炎 |
| | 悪性腫瘍 |
| | 尿毒症 |
| | 心血管障害 |
| | 外傷 |

出典：UpToDate Inc. https://www.uptodate.com (Accessed on July 16, 2019.)

高齢者

## 2章 実践トリアージ！ 臨床推論トレーニング

# 外傷

 救急外来で外傷患者を診療しない日はないですよね…．ご存じの通り，重症外傷ではJATECに則った診療を行います．診療の流れはバッチリですか？

もちろん流れはつかんでますよ．こんな流れでいいんですよね（図1）．

**図1** … Primary Survey（生理学的評価）

| A | ・明瞭な発語があればOK |
|---|---|
| B | ・SpO₂，呼吸数，呼吸補助筋の使用，呼吸音，皮下気腫の確認<br>・心タンポナーデ，気道閉塞，フレイルチェスト，緊張性気胸，開放性気胸，大量血胸を確認 |
| C | ・血圧，脈拍数，皮膚冷感・湿潤，CRT，外出血を確認<br>・胸部・骨盤エックス線，超音波で出血源を確認<br>・大量輸液・輸血，止血術（手術，血管内治療）を早期に！ |
| D | ・意識状態（GCS），麻痺，瞳孔を確認<br>・GCS≦8点，麻痺，瞳孔不同があれば，気管挿管，脳外科コール，全身CTへ！ |
| E | ・全身脱衣，保温 |

↓

Primary Surveyが安定していれば，Secondary Survey（解剖学的評価）

**Dr.水** すばらしい．さすがよく勉強していますね．このアプローチの考え方は重症外傷に限らず，すべての外傷診療に当てはまります．ですが，walk inで来院した患者さんであるほど，**①派手な外傷部位から診療を開始する，②本人の訴えが強い部位から診療を開始する**，といったピットフォールに陥りやすいのではないでしょうか？

**ナース** たしかにそうかも…．自力で受診できるくらいなら重篤な外傷はないという先入観があったかもしれません．注意します．

**Dr.水** では患者さんが来院したようなので行ってみましょう．

> **症例1：68歳，男性，左側胸部痛**
> ● 夕方から友人と飲酒．店から帰る途中の階段で転倒し左下側胸部を階段の角で打撲．痛みが強く，友人とともに救急受診．酩酊しているが，歩行・意思疎通は可能
> ● 既往歴：高血圧，アルコール性肝硬変
> ● 内服薬：なし
> ● BP105/70mmHg，HR110/min，RR22回/min，$SpO_2$：96%，BT36.7℃

外傷は左下側胸部に打撲痕がありました．触診では皮下気腫はありませんが**左下位肋骨部に圧痛**を認めました．**頻脈はありますが飲酒や痛みの影響**のためかと思っています．

　肋骨骨折かなぁと思っているのですが，痛みも強いので初療室に入れますね．

この方のもともとの血圧はどれくらいですか？

**ナース** 自宅で血圧はあまり測らないそうでわからないとのことでした．そういえば血圧は正常だと考えていましたが，**高血圧が既往にあることや年齢を考えると少し低いかも？**

**Dr.水** いいところに気づきましたね．「高齢者」の項（p.167参照）でも述べましたが，普段の状態と比較することは非常に重要です．頻脈に

**2章** 実践トリアージ！　臨床推論トレーニング

ついても飲酒や痛みの影響は考えられますが，**外傷があるので何よりも出血を除外しないといけません**よね．腹部所見は確認しましたか？

**ナース**　軽く触診した程度ですが，**左季肋部を触診すると痛い**とは言われていました．でも本人は胸が痛いと言っていましたし，下位肋骨部を触診で明らかに痛がっていたので，肋骨骨折の痛みだろうと考えました．

**Dr.水**　たしかに肋骨骨折はありそうですが，それだけではないかもしれませんね．本人は胸が痛いと言っていても，下位肋骨は腹部にもかかります．つまり**下位肋骨部の痛みでは必ず腹腔内損傷の合併**を考えないといけません．
　おや？　**腹部エコーで確認してみると脾臓周囲に液体貯留**が見られますね．これは脾損傷の可能性があります！　すぐに静脈路を2本確保し，検査を進めていきましょう‼

**ナース**　しまった！　本人が痛いという部位を鵜呑みにして，それ以外の評価をおろそかにしてしまっていました．最初に言われていたピットフォールに陥ってしまっていたということですね．反省です．

**Dr.水**　**患者さんが痛みを訴える部位に異常があることが多いのですが，そこだけに目を奪われてしまうと危険**であることがよくわかりましたよね．

---

**Point**　外傷まとめ①

● 外傷診療では、訴えの強い部位や派手な外傷部位に飛びつかない
● 飲酒や疼痛など多くの修飾因子に注意する
● バイタルサインの異常では、出血をまず考え評価すること

**1 これは‼（典型例）と，ひょっとして⁉（非典型例）**

**ナース** あ，救急車で患者が来院したようですからちょっと見に行ってきます．

> **症例2：75歳，男性，転倒した**
> ● 友人と飲酒し，帰宅しようとしたときにふらついて前方に転倒．前額部を打撲し，挫創があり出血もあった．脱力感が強く救急車を友人が要請した
> ● 既往歴：高血圧，肺気腫，心房細動
> ● 内服薬：降圧薬，抗凝固薬
> ● BP147/80mmHg，HR60/min，RR16回/min，$SpO_2$：97%，BT36.3℃

普段はほとんど飲酒しないようですが，本日は久しぶりに友人と飲酒をしたようです．お酒に弱いようで，酩酊している状態ですが，**意思疎通はなんとかできます**．ただし，**脱力感が強くて歩くことはできなさそう**です．目撃した友人の話では，歩行していて転倒しただけのようです．**前額部の出血は圧迫で止血**できています．酩酊していますが，やはり頭蓋内出血の検索が必要かなと思います．

なるほど，目撃者からしっかり病歴を確認できていることはすばらしい．それに，この患者さんの**意識状態を酩酊のためと考えず，頭蓋内出血の検索が必要であると判断**している点もいいですね．

**ナース** 意識状態の正確な判断ができませんので頭部CT撮影が必要だと思ったのですが，軽傷の頭部外傷で頭部CT撮影が必要になる基準はあるんですか？

**Dr.水** いろいろな基準はありますので，代表的なものを示しておきます（**表1，2**）[1, 2]．この基準に当てはまる患者は要注意ということです！

**2章** 実践トリアージ！ 臨床推論トレーニング

**表1** ··· Canadian CT Head Rule（16 歳以上）

| 1 つでも当てはまれば頭部 CT 撮影 |
|---|
| **高度リスク群（手術などの治療介入が必要である）** |
| ① 外傷後 2 時間経っても GCS が 15 未満 |
| ② 頭蓋骨の開放・陥没骨折が疑われる |
| ③ 頭蓋底骨折の所見がある |
| ④ 2 回以上の嘔吐 |
| ⑤ 65 歳以上 |
| **中等度リスク群（CT で異常を認める）** |
| ⑥ 受傷 30 分以上前の記憶が消失 |
| ⑦ 危険な受傷機転（歩行者 vs 車，車外放出，1m または 5 段以上からの転落） |

出典：Stiell IG, et al. The Canadian CT Head Rule for patients with minor head injury. Lancet. 2001; 357: 1391-6.

**表2** ··· PECARN Rule（18 歳以下）

| すべて当てはまらなければ頭部 CT 不要 | |
|---|---|
| **2 歳未満** | **2 歳以上** |
| 以下の項目（1 ～ 3）が存在するならば，頭部 CT 撮影をすすめる | |
| 1. GCS14 | 1. GCS14 |
| 2. 意識変容（※1） | 2. 意識変容 |
| 3. 頭蓋骨骨折の触知 | 3. 頭蓋底骨折のサインあり（※3） |
| 上記項目がなく，以下の項目が存在するならば頭部 CT を撮影するか一定時間経過観察することがすすめられる | |
| 4. 前頭部以外の皮下血腫 | 4. 意識消失 |
| 5. 5 秒以上の意識消失 | 5. 嘔吐 |
| 6. 高エネルギーな受傷機転（※2） | 6. 高エネルギーな受傷機転 |
| 7. 親からみていつもと違う様子である | 7. ひどい頭痛 |

※1：不穏，健忘，同じ質問を繰り返す，反応の鈍さ

※2：歩行者vs車，ヘルメットなしの単車事故，同乗者死亡，高所転落（2歳未満：90cm，2歳以上：150cm）

※3：racoon's eye（パンダの目），battle sign（耳介後部血腫），髄液鼻漏・耳漏，鼓膜内血腫

出典：Kuppermann N, et al: Identification of children at very low risk of clinically important brain injuries after head trauma: a prospective cohort study. Lancet. 2009; 374: 1160-70.

**ナース**　この患者さんのように抗凝固薬を内服している場合には，それだけで頭部CT撮影の適応ですか？　基準には記載されていないようなので…．内服薬は関係ないということなのでしょうか？

**Dr.水**　抗凝固薬の内服を確認することは外傷では重要ですね．非常に多くの報告がありますが，**65歳以上の高齢者が抗凝固薬を内服していると，脳神経外科的介入が必要になる割合は2倍**になるとされ，抗血小板薬でも同様の結果が認められています[3]．一方で，**意識清明で無症状の場合には抗凝固薬を内服していてもリスクとしては高くない**とする報告もあります[4]．注意は必要ということですね．

**ナース**　なるほどわかりました．トリアージでの問診のポイントの参考にします．さっそく頭部CTを撮影してきますね．
　—（しばらくして）頭部CTではとくに異常はなかったようです．やっぱり酩酊しているだけの状態でした．創処置が終われば帰宅できそうですね．

**Dr.水**　—（さらに数十分後の縫合終了後）さぁ，前額部の縫合も終わったし，患者さんの意識もしっかりしてきましたね．
　では帰宅の準備をしましょう．

**ナース**　先生！　歩行はできるんですが，両手に力が入らないって患者さんが言っています．いつからか聞くと，最初に救急車が来たときから手足にうまく力が入らず立ってられなかったということを覚えているようです．次第に足には力が入るようになってきたのですが，両手はまだ力が入らないと．

**Dr.水**　それはおかしいですね．ちょっと確認してみましょう．
　たしかに離握手は難しく，肘関節の屈曲や伸展もできなさそうです．

**2章** 実践トリアージ！　臨床推論トレーニング

下肢は問題ないですね．これはひょっとして中心性頸髄損傷の可能性が
あるかもしれません．さっそく頸部CT撮影を追加し整形外科医に相談し
ましょう‼

**ナース**　え～！　脱力していたのは酩酊のせいじゃなかったんですか⁉

**Dr.水**　高齢者ではもともと頸椎の状態が悪い患者さんが多くいます．前
額部を打撲することで頸椎が過伸展されてしまうと，容易に頸髄損傷を
起こしてしまうんです．**高齢者では頭部CT撮影を行う必要があれば，頸
部CT撮影も一緒に行うことがすすめられていたり**するんですね（**頸髄損
傷が5％に合併する**）[5]．
　頸椎・頸髄損傷は軽度な外傷でも起こり得ます．すべての外傷患者（**と
くに鎖骨より上に外傷がある，中毒や酩酊など意思疎通が困難な患者，
多発外傷患者**）は頸椎損傷があると考え，必要なら頸椎固定を行ってお
きましょう．

**ナース**　この患者さんも安易に動かして頸髄損傷が悪化していたかもしれ
ないと考えるとゾッとします…．

---

**Point** 外傷まとめ②

● 軽傷頭部外傷患者での頭部CT適応を知っておこう
● すべての外傷患者では、頸椎損傷を常に考えること
● 鎖骨より上の外傷、意思疎通が困難な患者、多発外傷患者では、頸髄損傷
　を疑う症状がなくとも頸椎固定を考慮する

**1** これは‼(典型例)と,ひょっとして⁉(非典型例)

> 他にも軽度の外傷で注意しておくべき点を知っておきましょう.

### 四肢外傷

 **開放骨折**を疑えば緊急性があるのですぐに診療を開始します.また**活動性の出血**があるときも緊急性が高いですね.

必ず**循環状態(皮膚色や冷感の有無),運動障害や感覚障害の有無を確認する**ようにしてください.

ちなみに血流や運動障害・感覚障害がなくても非常に激しい痛みを訴える場合には何を考えますか？

 コンパートメント症候群ですよね.

**Dr.水** その通り！ コンパートメント症候群で**血流障害や神経障害が生じているようであれば,それはすでにかなり進行した状態**ということです.**患部の強い腫脹があり激しい痛みがあれば,時間との勝負**です.すぐに整形外科医に相談するようにしてください.

### 顔面外傷

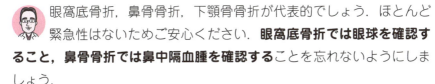 眼窩底骨折,鼻骨骨折,下顎骨骨折が代表的でしょう.ほとんど緊急性はないためご安心ください.**眼窩底骨折では眼球を確認すること,鼻骨骨折では鼻中隔血腫を確認する**ことを忘れないようにしましょう.

下顎骨骨折は①開口障害,②歯の損傷,③噛み合わせの異常,④閉口時の疼痛がなければ否定的といわれています[6].また舌圧子を奥歯でしっかり噛んでもらい,その状態で舌圧子をひねったり下方に押し付けたりしてみましょう.この際に噛む力が維持できていれば下顎骨骨折は否定的です[7].

## 2章 実践トリアージ！ 臨床推論トレーニング

### 歯の完全脱臼

 永久歯の外傷で歯根部まで完全に脱臼している状態であれば，**緊急で元の位置に戻してあげる**必要性があります．その際には**歯根部は絶対に触れない**ようにしてください．病院では**ミルクに脱臼した歯を入れて保存**しておくと3時間程度は良好な状態で保存できるといわれています[8]．

 **乳歯の脱臼ではとくに処置は不要**ということですよね．いつも歯の取り扱いがわからなかったので勉強になりました！

---

**症例2：** 10歳，男児，右手が腫れてきた　　　　　　　　　　　非典型例 ひょっとして!?

- 家族で山に遊びに行き，バーベキューをしていた．草むらに入って遊んでいたときに急に親指の痛みを自覚．しばらく遊んでいたが，痛みが徐々に強くなり1時間程度で右手全体が赤く腫れている状態になったため急いで病院を受診した
- 既往歴：とくになし
- 内服薬：なし
- BP107/50mmHg，HR90/min，RR16回/min，SpO$_2$：97%，BT36.3℃

---

**写真1** … 親指の傷

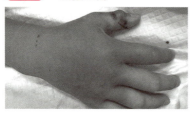
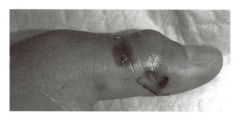

 これは右母指を何かに噛まれているような気がします．**噛み痕が2ヵ所**ありました．

**1** これは!!（典型例）と，ひょっとして!?（非典型例）

それならマムシ咬傷の可能性がありますね．**2ヵ所の痕**がポイントです．急速に腫脹してきていますので，蛇毒が体内に入っていることがわかります．早急に治療を開始したほうがよさそうですね．一方で**60分以上経過しても腫脹してこなければ，蛇毒は体内に入っておらず慌てる必要はありません**．

**ナース** 毒蛇咬傷は見たことがなくて…．どのような点に注意が必要ですか？

**Dr.水** まずはどのような症状があるかを確認しましょう．毒蛇咬傷だけではなく，**全身症状を呈しているような咬傷は重篤**です．ハチ咬傷やハムスター咬傷ではアナフィラキシーショックに至ることも少なくありませんよね．

**ナース** 幸いこの患者では手の腫脹と痛みだけで全身症状はありませんでした．バイタルサインも安定しています．

**Dr.水** それは良かった．では次に**マムシ咬傷**では重症度を判定しましょう（**表3**）[9]．

**表3** …マムシ咬傷の重症度分類

| | |
|---|---|
| Grade Ⅰ | 咬まれた局所のみの腫脹 |
| Grade Ⅱ | 手関節・足関節までの腫脹 |
| Grade Ⅲ | 肘関節・膝関節までの腫脹 |
| Grade Ⅳ | 一肢全体の腫脹 |
| Grade Ⅴ | それ以上の腫脹および全身症状を伴うもの |

出典：崎尾秀彦, 他. 当院におけるマムシ咬傷について 臨外 1985; 40: 1295-7.

**Dr.水** 患者さんでは手関節を超えて腫脹があり，まだ腫脹が強くなってきていますからGrade Ⅲと考えたほうがいいでしょう．明確な基準はあ

**2章** 実践トリアージ！ 臨床推論トレーニング

りませんが**GradeⅢ以上なら抗血清の投与を検討**したほうがいいでしょう．

**ナース** 破傷風と抗菌薬も忘れないようにしないといけないですね！

**Dr.水** いいですねぇ．**破傷風トキソイドは必要な患者さんには忘れずに投与**しましょう．蛇咬傷では感染合併は少ないといわれていますので，抗菌薬については絶対的な適応はないんですよ[10]．

**ナース** そうなんですね．勉強になりました‼

**Dr.水** よく遭遇する犬や猫咬傷では局所感染の有無が重要ですので感染徴候をしっかり評価しましょう．また，とくに高齢者，糖尿病，脾摘出後など免疫不全患者では急速に進行する感染症を併発することがありますので，全身症状の有無を必ず確認してください．

**Point** **蛇咬傷まとめ**

● 蛇咬傷では60分以内に腫脹がなければ安心
● バイタルサインの異常，嘔吐や発熱，呼吸器症状など全身症状が出ている場合には緊急かつ重篤である！

## 1 これは‼（典型例）と，ひょっとして⁉（非典型例）

### 参考文献

1) Stiell IG, et al. The Canadian CT Head Rule for patients with minor head injury. Lancet. 2001; 357: 1391-6.
2) Kuppermann N, et al. Identification of children at very low risk of clinically important brain injuries after head trauma: a prospective cohort study. Lancet. 2009; 374: 1160-70.
3) Riccardi A, et al. Minor head injury in the elderly at very low risk: a retrospective study of 6 years in an emergency department. Am J Emerg Med. 2013; 31: 37-41.
4) Mason S, et al. AHEAD Study: an observational study of the management of anticoagulated patients who suffer head injury BMJ open 2017; 7: e014324.
5) Nielsen CR, et al. Geriatric Trauma. Emerg Med Clin N Am. 2016; 34: 483-500.
6) Busuito MJ, Smith DJ, Robson MC. Mandibular fractures in an urban trauma centre. J Trauma 1986; 26: 826-9.
7) Alonso LA, Purcell TB. Accuracy of the tongue blade test in patients with suspected mandibular fracture. J Emerg Med 1995; 13: 297-304.
8) Murray JM. Mandible fractures and dental trauma. Emerg Med Clin N Am. 2013; 31: 553-73.
9) 崎尾秀彦, 他. 当院におけるマムシ咬傷について 臨外 1985; 40: 1295-7.
10) Gold BS,et al. North America snake envenomation: diagnosis, treatment, and management. Emerg Med Clin N Am. 2004; 22: 423-43.

外傷

# 2章 実践トリアージ！ 臨床推論トレーニング

## 妊婦

妊婦というだけで苦手意識をもつ人は少なくないのではないでしょうか？

本当にそうなんです．妊婦の方は何か特別な状態という感じがしてしまって….

**Dr.水** トリアージでは，妊娠しているからという理由で**アプローチの方法を変える必要はありません**よ．第一印象とバイタルサインの評価をまず行うことがどのような患者さんでも鉄則です．もちろん妊娠特有の疾患を知っておく必要がありますので，ここで一緒に勉強しましょう．
　では，妊婦が受診したときに確認することはどういったことでしょうか？

**ナース** 妊娠週数ですか？

**Dr.水** そうですね．どのような主訴であっても妊娠週数を確認することは大事です．患者さんの中には「妊娠○ヵ月」と大まかにしか覚えていない人もいます．妊娠週数によって考慮する疾患が異なってきますので，正確に把握することが大事ですね．妊娠週数を把握するにはどうしたらいいですか？

**ナース** **最終月経初日を0週0日として計算**しています．あとは**母子手帳を確認する**ようにしていますかね．

**Dr.水** 母子手帳，いいですね．最終月経にいたっては覚えていない患者さんも多いでしょう．ただ，出産予定日がわかっているなら，それを忘れている患者さんは非常に少ないと思います．なので，**出産予定日を妊**

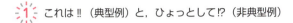

娠40週0日として計算することもできますね．現在はスマートフォンなどで簡単に計算できますから，利用するといいですね．

**ナース** 稀ですが，産婦人科を受診していない妊婦の方もいますよね．そのようなときはどうしたらいいですか？

**Dr.水** **子宮底の位置によってある程度の妊娠週数を推測できる**とされています（**図1**）．臍上部にあれば妊娠22週以降の可能性があると考えればいいでしょう．

**図1** …妊娠週数の推測に用いる子宮底位置

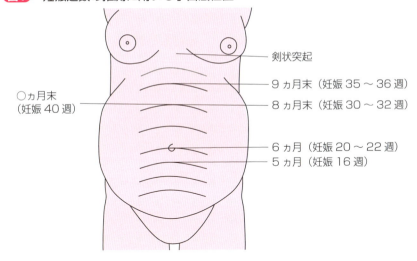

剣状突起
9ヵ月末（妊娠35〜36週）
8ヵ月末（妊娠30〜32週）
○ヵ月末（妊娠40週）
6ヵ月（妊娠20〜22週）
5ヵ月（妊娠16週）

**ナース** これは参考になりますね．

**Dr.水** 妊娠週数とともに，胎動がいつも通り感じることができるかも確認してください．胎動は妊娠16〜20週頃から感じることができるようになります．

## 2章 実践トリアージ！ 臨床推論トレーニング

> **症例1**：35歳，女性，腹痛　　　　　　　　　　*典型例 これは!!*
> - 妊娠8週．昨夜トイレに行った際にティッシュに少量の暗赤色の出血がついた．その頃から軽度下腹痛があったが，軽度であったためいったん就寝した．本日朝にも軽度の下腹痛がありトイレの際にも暗赤色の出血があったため来院した
> - 既往歴：とくになし
> - 内服薬：なし
> - BP105/60mmHg，HR70/min，RR15回/min，SpO₂：98％，BT36.3℃

　　顔色は悪くなく性器出血の量もティッシュにつく程度のようです．ふらつきや眼前暗黒感など大量出血を示唆する所見もありません．**バイタルサインは安定**していますし，**腹痛もそれほど強くなさそう**ですので，急いで介入しないといけないわけではなさそうです．**腹痛と性器出血がありますから，切迫流産が最も考えやすい**のではないでしょうか．

　　苦手というわりにはしっかり考えることができていますね．妊婦の腹痛で産科的疾患の鑑別診断例を以下に示します．妊婦の腹痛を考えるうえでのポイントは**性器出血**と**高血圧**の2点です（**表1**）．

これは!!（典型例）と，ひょっとして!?（非典型例）

**表1** … 妊婦の腹痛の鑑別診断例

| 不正性器出血なし |||
|---|---|---|
| 妊娠 ≧ 20 週 || 妊娠 < 20 週 |
| 高血圧あり | 高血圧なし ||
| ・HELLP症候群<br>・子癇前症 | ・分娩<br>・子宮破裂<br>・子宮内感染<br>・変性筋腫 | ・子宮外妊娠<br>・円靱帯痛<br>・妊娠悪阻<br>・卵巣捻転・出血<br>・変性筋腫 |

| 不正性器出血あり ||
|---|---|
| 妊娠 ≧ 20 週 | 妊娠 < 20 週 |
| ・常位胎盤早期剥離<br>・子宮破裂<br>・分娩 | ・子宮外妊娠<br>・流産 |

**Dr.水** もちろん便秘や虫垂炎，子宮増大に伴う水腎症や尿路感染症，胆石や胆嚢炎といった非産科的疾患は妊娠中いかなる時期でも起こり得ます．

**ナース** この患者さんでは性器出血はありますし，妊娠20週未満で，子宮内妊娠であることは確認されているようですので，やはり切迫流産の可能性が高いですよね．

**Dr.水** そうですね．産婦人科医に相談しましょう．また，個々の疾患について少しまとめてみます．

2章 実践トリアージ！ 臨床推論トレーニング

---

### 📖メモ 妊娠初期の腹痛 ＋ 性器出血

## 子宮外妊娠

**腹痛（95％），無月経（74％），不正性器出血（56％）が3徴候**といわれています[1].妊娠可能な年齢の女性が腹痛を訴えている場合には必ず除外しなければならない疾患です．出血性ショックに至る可能性がありますから，モニター監視を怠らないようにしてください．

## 流産

**80％が妊娠12週までに起こります**[1].性器出血量と完全流産に至るリスクとは比例しないので少量だから妊娠経過に問題はないというわけではありません．**切迫流産では腹痛が軽度で性器出血も暗赤色**が多い一方，**完全流産では鮮血の性器出血を認めるとともに強い腹痛**を認めます.胎児組織が出血と一緒に出てくることもありますので，凝血塊が出てきているかどうかを確認してみてください．

---

### 📖メモ 妊娠後期の腹痛 ＋ 性器出血

## 常位胎盤早期剥離

**腹部激痛，不正性器出血，子宮硬直**が最もよくみられる症状です.性器出血は80％にみられ，暗赤色のことが多いとされています[2]．急激にショックやDICに移行する可能性があるため，**妊娠後期の腹痛や性器出血では常に考慮**し，早めに診察を行えるようにしたほうがよいでしょう．些細な外傷が契機になることもありますので注意してください．

---

**ナース** やっぱり妊婦の腹痛と性器出血は要注意ですね．腹痛だけの場合は鑑別診断が多そう…．

これは!!（典型例）と，ひょっとして!?（非典型例）

**Dr.水** 腹痛だけの症状で代表的な疾患は**円靭帯痛**ですね．子宮が大きくなることによって，子宮を支える円靭帯が引き伸ばされることで生じる痛みといわれています．**妊娠15〜20週頃に自覚されることが多く，下腹部痛や背部痛，鼠径部痛を自覚します（右側に多い）**．妊娠経過中に経験する腹痛の原因として一般的ですが，**除外診断である**ことを心がけておきましょう[1]．

あとは最初に述べたような非産科的疾患も忘れないようにしましょう．こちらのほうが原因としては多いかもしれませんね．

**ナース** 円靭帯痛って初めて聞きました．こういう病態を知っているだけでも少し不安がなくなります．疑問なのですが，虫垂炎は妊婦でも右下腹部痛を訴えてくるのでしょうか？　子宮が大きくなるにつれて，別の位置が痛くなるようにも思うのですが．

**Dr.水** 実は**妊娠週数にかかわらず虫垂炎ではやっぱりMcBurney点周囲が痛くなります**[3]．他にも水腎症に伴う痛みはやはり側腹部痛が出てきますので，非産科的疾患を考える際には「妊婦だから」という考えでなくてもいいでしょう．

**ナース** なるほど．腹痛の場所を考慮しながら，産科的疾患を推測しつつ一般的な腹痛を伴う疾患を非妊婦と同様に考えていけばいいわけですね．

**Dr.水** 妊娠後期の合併症でもう一つ知っておいてほしいのは前置胎盤ですね．これは**90％程度で腹痛がなく鮮血の性器出血を認めます**．当初は腹痛もなく出血も少量のため「大丈夫だろう」と思ってしまいがちですが，大出血を引き起こす可能性もありますので，妊娠後期の鮮血の性器出血は要注意ですよ[2]．

妊婦

## 2章 実践トリアージ！ 臨床推論トレーニング

> **Point　妊婦の臨床推論まとめ①**
> - 妊婦の腹痛では性器出血と血圧で鑑別を考える
> - 妊婦特有の疾患の特徴を知る
> - 非産科的疾患も多いが，非妊婦同様の症状を呈することが多い

> **症例2**：32歳，女性，頭痛　〔非典型例　最重要〕
> - 妊娠31週．昨晩あたりからとくに誘因なく頭痛を自覚していた．頭痛以外の症状はとくになかったが，一晩寝ても頭痛の改善がなく，鎮痛薬として以前にもらっていたアセトアミノフェンを内服した．痛みの改善がないため救急受診に至る
> - 既往歴：妊婦健診で蛋白尿が出ており，血圧がやや高めといわれている
> - 内服薬：アセトアミノフェン
> - BP165/80mmHg，HR80/min，RR15回/min，
>   SpO₂：98%，BT36.3℃

　頭痛ということなのでしっかり問診してきました．**突然発症ではなさそうで，明らかな麻痺や歩行障害などの神経症状はありません**．意識も清明です．痛みは強そうなのですが，くも膜下出血など致死的な頭痛ではないように思います．

　頭痛の問診はしっかりできていますね．ではこの患者さんのバイタルサインの評価はどうでしょう？

**ナース**　血圧が高いと思いますが，以前にも血圧は高めといわれていたようですよ．

**1 これは‼（典型例）と，ひょっとして⁉（非典型例）**

**Dr.水**　妊婦の血圧には注意しなければなりません．**妊娠20週以降に収縮期血圧140mmHg以上，拡張期血圧90mmHg以上では妊娠高血圧症と診断され，早産や子癇発作，常位胎盤早期剝離などの危険因子**となります．とくに**収縮期血圧160mmHg，拡張期血圧110mmHg以上になるものは重症**とされ，早急な降圧加療が必要です．この患者も重度の妊娠高血圧症なので，すぐに初療室に入れて降圧の準備をしましょう！

**ナース**　非妊婦なら，これくらいの血圧はよくみるので，気にしていなかったです．妊婦の高血圧がそれほど重大な疾患を示すものだという認識があまりなかったです．反省です…．

**Dr.水**　さらに，この患者さんは**蛋白尿も出ている**ということですので，子癇前症と呼ばれる状態なんですよ．子癇前症の症状は急激に進行してくるので注意しましょう．
　あれ，この患者さんが何か訴えていますね．

**ナース**　先生，頭痛も継続しているようですが，**目の前がかすむような症状がある**と言っています‼　さっきまでそういった症状はなかったのに…．

**Dr.水**　これは危険ですね．**頭痛や視野障害，肺水腫などをきたしている状態は重症**です．このままだと痙攣発作（子癇発作）をきたす可能性がありますので，緊急で治療を開始しましょう‼
　血圧は**収縮期血圧140〜150mmHg，拡張期血圧90〜105mmHgを目標**にします．**硫酸マグネシウムの投与**は子癇発作への進行を予防し母体死亡率を低下させることができるとされていますが，胎児死亡率は変わらないとされています[4]．

**ナース**　根本的な治療は分娩ですよね．すぐに産婦人科の先生に連絡します‼

妊婦

2章 実践トリアージ！ 臨床推論トレーニング

> **Point 妊婦の臨床推論まとめ②**
> 
> - 妊婦の血圧には要注意
> - 重症妊娠高血圧，子癇前症では早急な治療介入が必要になる
> - 神経症状の評価，頭蓋内疾患の評価も忘れずに

**Dr.水** 妊娠高血圧症の患者に合併しやすい病態として**HELLP症候群**が挙げられます．**肝酵素上昇，溶血性貧血，血小板減を3徴候**とする病態で，母体や胎児の死亡率と関連し，厳重な管理が必要となります．**腹痛や嘔気，嘔吐，頭痛，視力障害などを主訴に来院します**．妊娠高血圧症は怖いので注意しましょうね．

---

**症例3：28歳，女性，交通外傷**　典型例 これは!!

- 妊娠23週．父親が運転する乗用車の助手席に乗っていたところ，交差点で右折車と接触した．シートベルトをしており明らかな外傷痕はないが，頭重感，頸部痛，軽度腹痛を自覚したため救急受診した
- 既往歴：とくになし
- 内服薬：なし
- BP100/50mmHg，HR90/min，RR15回/min，$SpO_2$：98％，BT36.3℃

---

 妊婦の外傷患者です．事故のエネルギーはそれほど大きなものではなく，車も少しへこむくらいだったとのことでした．第一印象やバイタルサインも含めてABCDは問題ありません．すぐに介入しないといけない状態ではなさそうです．

**1 これは‼（典型例）と，ひょっとして⁉（非典型例）**

よく観察できていますね．妊婦の外傷でも一般的なアプローチは非妊婦と大きく変わりません．ただ，**母体の安定化が優先**されますが**胎児の評価も行う**必要があることを忘れないでください．**母体の外傷が軽度であったとしても1〜4%の胎児死亡が起こる**んです[5]．たしかにこの患者さんでは母体への外傷として緊急での介入はなさそうですね．

**ナース** 性器出血はなく腹痛も軽度です．胎動もちゃんと感じることができているようですから経過観察で良さそうですね．

**Dr.水** 鈍的腹部外傷では**軽症の外傷でも2〜4%に胎盤剥離が認められる**とされています[5]．腹痛や性器出血を伴わず進行することも少なくありません．なので，**妊娠20週以降の外傷では少なくとも6時間は胎児心拍数のモニタリングを行うことが望ましい**とされているんですよ[5]．

**ナース** そうなんですね．母体は安定しているので，さっそく産婦人科医に連絡をとります．

**Dr.水** 妊婦の外傷では，とくに重症であるほど産婦人科医との連携も必要です．普段からコミュニケーションをとるようにしておきましょう．

> **Point　妊婦の臨床推論まとめ③**
> - 妊婦の外傷アプローチは非妊婦と変わらない
> - 胎児の評価を忘れないこと．軽度外傷でも胎児死亡をきたすことがある
> - 妊娠20週以降は軽度外傷でも胎児心拍モニタリングを！

妊婦

## 2章 実践トリアージ！ 臨床推論トレーニング

### 救急センター長 "Dr.有吉" のひとこと

**子癇！ アカン！**
子癇は稀な疾患ですが一度見ると忘れません．重要なサインは高血圧です．

### 参考文献

1) Huancahuari N. Emergencies in early pregnancy. Emerg Med Clin N Am. 2012; 30: 837-47.
2) Meguerdichian D. Complications in late pregnancy. Emerg Med Clin N Am. 2012; 30: 919-36.
3) Mourad J, et al. Appendicitis in pregnancy: new information that contradicts long-held clinical beliefs. Am J Obstet Gynecol. 2000; 182: 1027-9.
4) Deak TM, et al. Hypertension and pregnancy. Emerg Med Clin N Am. 2012; 30: 903-17.
5) 日本外傷学会外傷初期診療ガイドライン改訂第5版編集委員会．改訂第5版外傷初期診療ガイドライ．ヘルス出版．2016.

**1 これは‼（典型例）と，ひょっとして⁉（非典型例）**

| コラム |  **Dr. 柳井のワンポイントレクチャー** |

## 女性を見たら妊婦と思え！？

　深夜の救急外来．17歳の女性が腹痛を訴え来院しました．数日間，便が出ていないとのこと．最終月経は2週間前とのことでした．便秘だろう，そう思った研修医は浣腸の指示を出し，次の患者さんを診察しはじめました…．そこへ看護師の金切り声が，「先生！　頭が出てます‼」．

　トイレでいきんだ結果出てきたのは便ではなく，胎児の頭だったのです．ストレッチャーへ移し，当直の産婦人科の医師を呼び，ERで分娩となりました．母子ともに元気で1週間後元気に退院となり，研修医はホッと胸をなでおろしました…．
　これは私の同期の研修医が経験した実際の症例です．最終月経，2週間前にあったと言っていたのに，と嘆いても仕方ありません．妊娠関連の出血であった可能性は十分あります．

　一般的に，女性の急性腹症患者の約17%，40歳以下では45%が産婦人科関連の疾患であるといわれています．今回の患者さんは順調な分娩に結びついたので幸いでしたが，出血や胎児の死亡と関連すれば重篤な転帰に結びつくことも十分予測されます．

　トリアージで最終月経歴，必要であれば性交渉歴，妊娠出産歴を尋ねておくことは非常に大事ですが，腹痛や性器出血（時に，血尿や血便と区別のつかない人もいます）など産婦人科関連の疾患も鑑別にあがる主訴であれば，聴取内容を鵜呑みにせず，妊娠反応検査を行うことを医師にすすめてよいでしょう（もちろん，患者さんの検査前の了解は必要ですが）．このような主訴でなくても，画像検査や処方を考える場合にも妊娠の有無は重要な判断材料になってきます．「女性を見たら妊婦と思え」，私の教訓ですが，トリアージの際の教訓にもしてください．

# 2 マイナーエマージェンシー

## 眼科

眼科的な症状を訴える救急患者は少なくありません．「眼が見えにくい」という症状は患者さんにとって一大事です．「このまま放っておいたら見えなくなってしまうんじゃないか？」と不安になってしまいます．

そうですよね．でも実際は処置や入院が必要な患者さんって，それほど多くないと思うんです．

**Dr.水** 海外の報告では**40％が緊急疾患（海外では角膜潰瘍は緊急疾患に分類）ですが，90％は入院が不要**と判断されています[1]．ただ，「眼が見えない」，「眼が痛い」という患者さんに自信をもって大丈夫という判断は難しいですよね．ここで眼科緊急疾患のポイントを勉強していきましょう．

ところで，眼科的主訴のほとんどが，「眼が見えにくい」，「眼が痛い」，「眼が充血している」，「眼の外傷」の4つです．どのような疾患が多いか想像できるでしょうか？

**ナース** やっぱり結膜炎じゃないでしょうか？ きっと異物も多いと思います．眼科救急疾患としては緑内障が有名ですけど，少ない印象ですね．

**Dr.水** お，勘がいいですね．海外の報告では**緊急疾患として角膜潰瘍や異物が多く，非緊急疾患として結膜炎が最多**でした．**入院疾患では眼窩蜂窩織炎が最多**のようです[1]．ここでは眼科救急疾患を3つの状態に分け

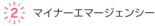
2 マイナーエマージェンシー

て考えるようにしましょう．

　まず非外傷性の疾患では，**「すぐに治療が必要な超緊急病態」**，**「数時間以内に治療が必要な緊急病態」**，**「数日以内に治療が必要な病態」**を覚えておいてください（**表1**）．

**表1** … 非外傷性の眼科緊急疾患例

| すぐに治療が必要 | 網膜中心動脈閉塞，眼化学損傷 |
|---|---|
| 数時間以内の治療が必要 | 急性緑内障，眼窩蜂窩織炎，細菌性角膜炎，眼内炎など |
| 数日以内に治療が必要 | 網膜剥離，硝子体出血，角膜びらん，視神経炎など |

**Dr.水**　眼外傷では眼球破裂や眼瞼の細かな部位の創，異物で眼科医の診察が必要になります．

**ナース**　でも，これらの疾患名がすぐに思い浮かぶこともありますし，すぐに判断することが難しいときもありますよね．

**Dr.水**　そうですね．なので，診断がつかないにしても，注意するべき症状や病歴を覚えておきましょう．これは簡単です．

### メモ　注意するべき症状・病歴

- 突然の急激な視力低下
- 激しい眼痛（嘔吐などの全身症状）
- 外傷（異物や化学薬品を含む）

**ナース**　なるほど．問診では視力低下や痛みの程度と発症様式，外傷の有無に注意するべきですね．他に眼の評価ではどのような点に注意したらいいでしょうか？

201

## 2章 実践トリアージ！ 臨床推論トレーニング

**Dr.水** 眼の評価では以下の点を評価するように心がけてください.

> **メモ　確認しておくべき眼の評価項目**
> - 視力低下の有無（指数弁，手動弁，光覚弁）
> - 視野異常
> - 眼球運動
> - 瞳孔（対光反射，瞳孔の形，調節反射〈遠くを見るときは散瞳し，近くを見るときは縮瞳する〉）
> - 異物の有無

**Dr.水** おや？　眼の症状を訴えている患者さんが来院したようなので，さっそく病状を確認しましょうか.

> **症例1：** 75歳，男性，眼が見えなくなった
> - 今朝新聞を読んでいたら，急に左眼が見えなくなったため慌てて救急受診
> - 既往歴：高血圧，高脂血症
> - 内服薬：降圧薬
> - BP175/90mmHg，HR70/min，RR15回/min，SpO₂：96%，BT35.8℃

典型例
これは!!

急性の左眼のみの視力低下ですから，緊急性がありそうです!!　**痛みは全くない**ようですが，左眼の視力は光覚弁の状態でした．**対光反射もほとんどありません**．外傷もありませんし，これは**網膜中心動脈閉塞症の病歴と症状**ですよね！

すばらしい！　**突然の片眼の無痛性の視力低下は網膜中心動脈閉塞症**をまず疑います．**疑えばすぐに眼球マッサージ**を行いましょ

202

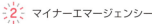 **2 マイナーエマージェンシー**

う．**発症から4時間で不可逆的な視力障害を引き起こします**し，視力回復には100分以内の血流再開を目指す必要があります[2]．超緊急疾患ですね．さっそく眼科医に診察をしてもらいましょう！

　ちなみに一過性に片眼が見えなくなってしばらくすると改善するという症状は「**一過性黒内障**」です．**眼科疾患を考えるだけでなく，一過性脳虚血発作として対応する必要があります**ので，注意してください．

**ナース**　わかりました．先生，次の患者さんは強い眼の痛みを訴えています！　嘔吐もしているようです．さっそく診てきます．

---

**症例2**：73歳，女性，眼が痛い

- 昨日から右眼の奥から頭にかけて痛みを自覚．市販の鎮痛薬で適宜対応していた．本日，自宅で雑誌を読んでいると，右眼の奥の痛みと頭痛がこれまでにないほど強くなり，鎮痛薬も全く効果がないため救急受診した
- 既往歴：高血圧，子宮癌術後
- 内服薬：降圧薬
- BP175/90mmHg，HR70/min，RR15回/min，SpO₂：96%，BT35.8℃

*典型例 これは!!*

**眼科**

---

 この患者さんの評価はいかがでしたか？

痛みは非常に強いようでした．眼を確認すると，右眼球結膜の**充血が強く，散瞳**していました．**対光反射も認めていません**．右眼の**視力は数日前から見えにくくなっていた**ようです．眼を閉じてもらって眼球を触診してみましたが，**右眼は左眼より硬い**印象でした．これは**急性緑内障発作**ではないでしょうか!?

**2章** 実践トリアージ！ 臨床推論トレーニング

**Dr.水** またまたすばらしい‼ 急性緑内障発作は眼科救急の中でも有名な疾患ですね.

**視力低下，眼痛，充血（毛様充血：黒眼の周囲が充血），対光反射の消失，角膜混濁**といった症状が代表的です．もちろんすべてがそろわないこともあります.

緑内障発作で注意するべきは，**眼痛で来院するのではなく，頭痛・嘔吐を主訴に来院する**患者がいることです．眼科的な評価をされず頭蓋内疾患として対症療法をされてしまうこともあります．患者の眼を見ながら話を聞くことを心がけると見逃すことは少ないかもしれませんね．もちろん眼科医による診察が必要ですから，すぐに相談しましょう！

**ナース** ここまでは危険な症状をうまく見つけることができてよかったです．次の患者さんが来たみたいなので，行ってきます‼

---

**症例3：**53歳，女性，左眼の痛み・充血

*典型例
これは!!*

- 数日前から眼の痛みと充血があったが，我慢していた.
  本日朝起きると，左眼の痛みが非常に強く充血も強くなっていたため救急受診
- 既往歴：とくになし
- 内服薬：なし
- BP175/90mmHg，HR70/min，RR15回/min，
  $SpO_2$：96%，BT35.8℃

---

左眼は**全体的に充血**していました．**痛みは強くて，膿性の眼脂**が眼全体に付いています．視力は**全体的にかすみがかかったような状態**とのことでした.

**瞳孔の形や対光反射は問題ありませんでしたが，光を当てるとすごく眼を痛がって**いました.

204

マイナーエマージェンシー

 しっかり評価できていますね．病歴からは突然発症ではなく，外傷歴もなさそうですから超緊急の病態ではなさそうです．

**ナース** そうだと思います．結膜炎だと思うのですが…．ただ，これまで診てきた結膜炎患者はあまり痛みがなかったですし，視力低下を訴えられることもなかったです．

**Dr.水** 結膜炎には多くの原因がありますからね．最初に述べたように眼科疾患の原因で結膜炎は最多です．原因としては大きくアレルギー性結膜炎やウイルス性結膜炎，細菌性結膜炎がありますね．その中でも**朝に開眼できないほどの膿性眼脂の存在，眼球結膜全体の充血は細菌性を疑う必要があります**[3,4]．この患者さんのように**羞明（光をまぶしく感じたり不快感や痛みを感じたりすること）があったり，輻輳（寄り眼の状態）で痛みを訴えたりする場合には，角膜潰瘍・感染や虹彩炎などを考慮する必要があるんです**[4]．

**ナース** なるほど．眼の充血でも簡単な所見で単なる結膜炎ではない可能性を疑えるんですね．

**Dr.水** ちなみに，この患者さんはコンタクトレンズを装着していたようですね．おそらくコンタクトレンズによる角膜損傷から感染を引き起こしているのでしょう（**写真1**）．**コンタクトレンズは角膜潰瘍・角膜炎の危険因子**[2]**ですので，こうした誘因を探ることも大切**です．症状も強いですから早期に眼科医に相談しましょう．

眼科

## 2章 実践トリアージ！　臨床推論トレーニング

**写真1** … コンタクトレンズによる角膜損傷からの感染

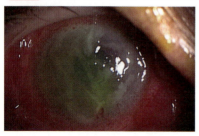

**ナース**　私がよく診る結膜炎は眼の充血（黒目の周辺ではなく，白目の部分）と眼の違和感，軽度眼脂が主な症状ですよね．こうした場合には感染予防のための教育もちゃんと行わないと．

**Dr.水**　すばらしいことですね．ではここで他の非外傷性の眼科疾患について，少しまとめてみましょう．

### ワンポイントアドバイス

#### 化学性角結膜損傷（写真2）

　とくに注意するべきは，酸・アルカリによる損傷です．これは病歴で薬品が眼に入ったという訴えから推測できますよね．薬品の内容はすぐにわからないかもしれませんが，薬品による腐食作用から損傷が進行していきます．**とにかく早く眼を洗いましょう**．眼科疾患の中でも数少ない**超緊急の病態**ですので，すぐに眼科医に相談するようにしてください．

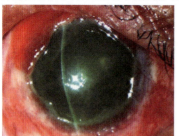

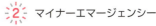 2 マイナーエマージェンシー

> **ワンポイントアドバイス**
>
> ### 網膜剥離
>
> 「急に片眼に黒いゴミのような浮遊物が見えるようになった」という症状では必ず網膜剥離を疑うようにしましょう．ただ実際に網膜剥離の一歩手前である**網膜裂孔が確認できるのは14％程度**とされています[5]．黒い浮遊物の出現や増加とともに，**視力低下や視野障害（黒いカーテンのようなものが見える）**があると，網膜剥離に至っている可能性が高くなります．可能なら眼科医に相談するのが好ましいです．一方で，黒い浮遊物が見えるだけなら，**緊急性はなく後日眼科受診**をしてもらうようにするといいでしょう．

> **ワンポイントアドバイス**
>
> ### 眼窩蜂窩織炎
>
> 眼窩部の発赤，腫脹があれば感染・炎症を疑うでしょう．さらに**眼球運動時痛や眼球運動障害，眼球突出**があれば眼窩蜂窩織炎を考えてください．副鼻腔炎からの波及が多いです．入院が不可欠で，眼科医による診察が必要です．

**ナース** 眼科疾患を見るポイントがわかってきました．また患者さんが来たようなのでみてきますね．

> 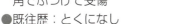 56歳，女性，右眼を打撲した
> - 急いでいて走っているときにつまずいて転倒．右眼を階段の角でぶつけて受傷
> - 既往歴：とくになし
> - 内服薬：なし
> - BP145/70mmHg，HR80/min，RR15回/min，SpO$_2$：96％，BT35.8℃

**2章** 実践トリアージ！　臨床推論トレーニング

　先生，今度の患者さんは外傷でした．同じように評価をしてみましたが，視力は光覚弁しかありません．視診でも全体的出血しています（**写真3**）．これはやはり眼科医の早急な診察が必要だと思います．

**写真3** … 眼外傷

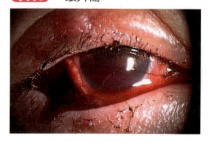

　そうですね．眼外傷の多くは眼科医の診察が必要です．とくにこの患者さんのように**眼球破裂**が疑われる場合では何もせず緊急で**眼科医に診察**してもらいましょう．

**ナース**　異物が入ったということで来院する患者さんも多いですよね．

**Dr.水**　そうですね．異物の存在は病歴から疑う必要があります．**眼瞼の裏も確認してくださいね．勢いよく異物が飛んできたという病歴では，眼内に異物が入り込んでいる可能性**もあります．瞳孔形や視力障害の有無が大事な評価になります．
　表面の異物のみで視力障害もない場合，異物除去が困難と判断すれば翌日眼科を紹介するようにしてください．

**ナース**　眼球打撲だけでとくに視力障害や眼球運動障害がなければ緊急性はないでしょうか？

**Dr.水**　そうですね．ただ**前房出血**や**硝子体出血，虹彩炎**などの眼科的評

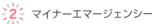

**価は必要**ですので翌日眼科受診をすすめるほうがいいでしょう．また**眼窩は非常に骨折しやすい**ですので，骨折の評価も必要ですね．眼窩骨折はほとんどの場合緊急性はありませんので翌日形成外科の評価を受けてもらうことで構いません．

**ナース** 今まで苦手で不安だった眼の評価もわかったような気がします！

### 最後に…注意すべき眼科的症状

「物が二重に見えます（複視）」，「左側が見えづらい」といった症状で来院する患者もいます．必ず**片眼の症状か両眼の症状かを確認する**ようにしてください．片眼で見たときなら問題ないのに，**両眼で見ると複視があるなら脳動脈瘤や動眼神経麻痺など脳神経系疾患**を疑わなければなりません．

視野障害も片眼のみであれば，網膜剥離などの視野障害が疑われますが，**両眼ともに視野障害があるのであれば，半盲として脳血管疾患を疑う**必要があります．

「眼の症状＝眼科疾患」だと思っていたら脳血管疾患だったということがありますので（緑内障のように頭蓋内疾患だと思ったら眼科疾患だったということもあります），トリアージの段階では注意するようにしましょう．

> **Point 眼科疾患のまとめ**
> - 急激な視力低下，強い眼痛，眼外傷は緊急病態を考える
> - 頭痛・嘔吐の患者さんでは必ず眼も評価しよう
> - 眼の充血では羞明や輻輳での痛み，膿性眼脂に注意！
> - 90％は入院不要な病態であり，緊急性のある疾患は多くはない

2章 実践トリアージ！　臨床推論トレーニング

### 救急センター長 "Dr.有吉" のひとこと

**患者さんへの声かけを忘れずに**

網膜中心動脈閉塞症，これも稀ですが，突然，目が見えなくなりますから，診断は比較的容易です．全身状態は良好のことが多いので，患者さん自身が本当に救急外来を受診してよかったのか不安に思っていることがあります．そんなときは，「早く来てくれてよかったですよ」と安心させてあげてください．遅いときのほうが困るのです．

### 参考文献

1) Channa R, et al. Epidemiology of eye-related emergency department visits. JAMA ophthalmol. 2016; 134: 312-9.
2) Magauran B, et al. Conditions requiring emergency ophthalmologic consultation. Emerg Med Clin N Am. 2008; 26: 233-8.
3) Mahmood AR, et al. Diagnosis and management of the acute red eye. Emerg Med Clin N Am. 2008; 26: 35-55.
4) Narayana S, et al. Bedside diagnosis of the 'red eye': a systematic review. Am J Med. 2015; 128: 1220-4.
5) Hollands H, et al. Acute-onset floaters and flashes: Is this patient at risk for retinal detachment? JAMA. 2009; 302: 2243-9.

2 マイナーエマージェンシー

# 耳鼻科

耳鼻科疾患の中で，緊急性の高い病態はやはり気道の問題です．咽頭痛を主訴とする場合にはそのred flagを知っておく必要があります．詳細は「咽頭痛」の項目（p.93）参考にしてください．

ここでは，咽頭痛以外の耳鼻科疾患を考えてみましょう．耳痛や鼻出血が耳鼻科疾患の代表ですね．押さえてほしいことは，これらの症状で**緊急性のある病態は非常に稀**であるということです．安心ですね．

ただ，知っておかないと不安なこともありますので，ここで勉強しておきましょう．

---

**症例1：65歳，女性，鼻出血**
- テレビを見ていると急に鼻出血あり．ティッシュで押さえていたが止まらないため来院
- 既往歴：とくになし
- 内服薬：なし
- BP135/70mmHg, HR70/min, RR15回/min, SpO₂：96%, BT35.8℃

典型例 これは!!

---

鼻出血の患者さんは，よくトリアージカウンターで対応します．耳鼻科医がいつもいる体制ではないので，そんなときは圧迫してもらうしかなくて…．大量に出血していると，患者さんだけでなく私たちもパニックになってしまって…．

その気持ちはわかります．でも鼻出血で**出血性ショックを引き起こすことは非常に稀**ですから，慌てないで大丈夫ですよ．ただ出血が咽頭へ垂れ込み，**気道トラブルを引き起こす可能性**があります．

**ナース** そうなんですよ．口から血を吐き出している患者さんもいっぱい

## 2章 実践トリアージ！ 臨床推論トレーニング

いて，どうしたらいいかうまく教えてあげられなくて困ることも多いです．

**Dr.水**　鼻出血の多くは90％がキーゼルバッハ部位と呼ばれる鼻腔前方の静脈叢からの出血です[1]．静脈性出血ですので，圧迫止血で止血できることが多いんですね（**図1**）．**座った状態で軽く前屈姿勢をとり，鼻翼部を15分程度圧迫し続けてください．口に垂れ込んできた血液は飲み込まず吐き出させる**ようにしましょう．上を向いている患者さん，鼻翼部ではなく鼻根部を圧迫している患者さんなどが多くいますから，適切なアドバイスができるようになればいいですね．

**図1**…キーゼルバッハ部位と圧迫止血法

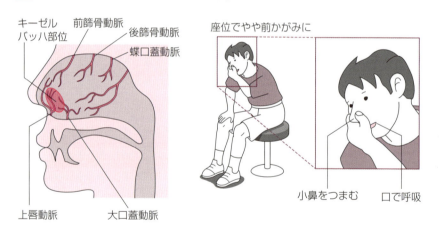

**ナース**　鼻腔後方からの出血はどのようなときに疑ったらいいでしょうか？

**Dr.水**　圧迫で止血ができない場合には，常に後方出血の可能性を考えましょう．とくに**両鼻腔から出血している，血液が咽頭に多く垂れ込んでくる場合**には，考慮してください[2]．出血量が多く勢いよく出てくる場

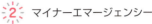

合にはとくに動脈性出血を考える必要があります．

**ナース** 活動性出血があり，止血が難しそうであればトリアージレベルを上げているのですが，他にトリアージの段階で注意しておくべき点はありますか？

**Dr.水** 鼻出血の原因の**多くは特発性**です．しかし**外傷や内因性疾患（肝硬変や血液疾患など），抗凝固薬**の影響がきっかけになることもあります．外傷の有無や基礎疾患，また他の出血傾向を示す所見（鼻出血が反復している，四肢の点状出血など）は確認してもいいでしょう．

　**小児では鼻腔異物**の可能性を忘れないようにしたいですね．

**ナース** 鼻出血の患者さんで高血圧があると，血圧を下げようといわれたりもすることがあるのですが，本当に下げたほうがいいのですか？

**Dr.水** 鼻出血で来院する患者は他の主訴で来院する患者より血圧が高い傾向にあります[3]が，**高血圧が鼻出血の要因となるというエビデンスはありません**．再出血の要因の一つと考えられていますが，実は**心不全の病歴と再出血に関連性がある**[2]ともいわれています．

**ナース** そうなんですね．あ，先ほどの患者さんは圧迫止血で無事止血できたようです．良かった．

> **Point　耳鼻科疾患まとめ①**
> - 鼻出血の多くは前方出血であり圧迫で止血可能
> - 適切な止血方法を知っておこう

# 2章 実践トリアージ！ 臨床推論トレーニング

> **症例2**：6歳，女児，左耳痛
> - 約1週間前より感冒症状あり．同時期に左耳の痛みを自覚するようになったが経過を見ていた．昨日より左耳痛が強くなってきたため来院
> - 既往歴：とくになし
> - 内服薬：なし
> - BP95/50mmHg，HR70/min，RR15回/min，SpO₂：96％，BT37.8℃

耳痛と聞くと，中耳炎や外耳炎くらいしか思い浮かばなくて…，緊急性はないから翌日耳鼻科受診でいいのになぁと思ったりしちゃいます．

実は耳痛をきたす疾患は稀なものまで含めると多くあります．**1/3が実は耳以外が原因**ともされています[4]ので注意が必要ですね．そうはいっても**代表的な疾患は中耳炎や外耳炎などの炎症性疾患，外傷，異物**ですかね．

この女の子は感冒症状から左耳痛を急に痛がりだしたので，やっぱり急性中耳炎なのではないでしょうか？

中耳炎の診断は**急性発症の症状で鼓膜の膨隆や発赤，中耳の貯留液を確認**することでなされます．症状からだけでは診断をつけることは困難なのですが，実は**両親が「中耳炎かも」と思う場合には，感度71％，特異度80％で中耳炎**であるという報告もあります[4]．両親の訴えはしっかり聞くようにしたいですね．

**ナース** なるほど．鼓膜を確認できないということは外耳炎との鑑別は難しいのでしょうか？

**Dr.水** 外耳炎は外耳道から鼓膜までに炎症を引き起こします．**外耳道の**

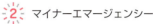

痒みや痛みとともに，**耳介の牽引痛や圧痛**が特徴的で，進行してくると外耳道の浮腫も進みます．もちろん鼓膜が正常であることを確認しないといけませんが…．

**ナース** 先生，患者さんの耳を見たのですが，外耳の腫脹や発赤はなく，牽引痛もありませんでした．
ただ**耳介後部に発赤があって腫脹しています**．そこには圧痛もありました．外耳炎でもなさそうですが…．

**Dr.水** それは**乳様突起炎**かもしれないですね．**中耳炎の合併症としては2％程度**[4]と稀ですが，見逃してしまうと髄膜脳炎など，さまざまな合併症を引き起こします．入院が必要ですね．

**ナース** 確認していてよかった！ どうせ大丈夫でしょと思っていると危ないですね．

**Dr.水** 合併症といえば，**免疫不全患者（HIV感染や糖尿病，ステロイド使用者）の外耳炎では悪性外耳炎に注意**してください．免疫が正常な人には問題とならないはずの緑膿菌感染により，炎症や壊死が中耳や内耳，頭蓋骨まで及び脳神経障害を起こしたり，生命に危険が及んだりします．症状として強い痛みや頭痛，めまい，鼓膜の異常を認める場合にはCTやMRIでの確認が必要になりますので注意しましょう．

> **Point 耳鼻科疾患まとめ②**
>
> - 耳痛では炎症性疾患が多いが、異物や外傷も忘れないようにしよう
> - 中耳炎や外耳炎の特徴を知り、合併症の評価もしておこう

2章 実践トリアージ！ 臨床推論トレーニング

**症例3：75歳，女性，顔の左側がおかしい**

- 今朝，起床時から顔の左側に違和感があった．昼食中にお茶を飲もうとすると左側からこぼれてしまう状態になり，夫に顔の左側がうまく動いていないと指摘されたため受診
- 既往歴：高血圧，高脂血症，胆石術後
- 内服薬：降圧薬のみ
- BP155/80mmHg，HR70/min，RR15回/min，SpO₂：96%，BT35.8℃

先生！　左顔面神経麻痺があります．詳細な発症時期は不明なのですが，脳卒中かもしれませんので急いだほうがいいと思います！

わかりました！　ところで他にはどのような症状がありましたか？

**ナース**　そういえば，四肢の麻痺はなくスムーズに歩行できていました．感覚障害もないそうです．質問にも的確に答えてくれましたし，顔面神経麻痺以外には明らかな症状はありません．

**Dr.水**　そうなんですね．ちなみに**額のシワ**には左右差がありましたか？

**ナース**　額ですか？　そうか！　末梢性顔面神経麻痺との鑑別ですね．しっかり確認できていませんでした．少し早とちりしてしまいましたかね…．

**Dr.水**　いえいえ．**顔面神経麻痺を見たときには最初に考えるべきは頭蓋内疾患**ですので，まず脳卒中を疑うことはいいことですよ．ですから**四肢麻痺の有無や頭痛やめまい，失調症状，複視の有無などは確認**することは忘れてはいけません．ちなみに額のシワでどのように鑑別するかわ

216

**2** マイナーエマージェンシー

かりますね？

**ナース** もちろんです．**左右ともにシワ寄せが可能なら中枢性で，患側のみシワ寄せができない場合は末梢性**ですよね．

**Dr.水** その通りですね．この患者さんでは額も左側のシワ寄せができず，他の神経所見にも乏しいので，**末梢性顔面神経麻痺**ですね（**図2**）．

**図2**…顔面神経麻痺

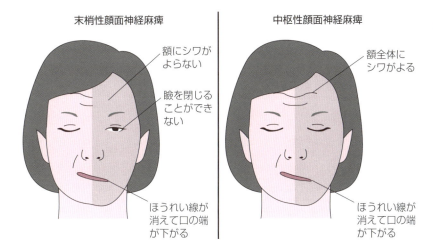

**ナース** 脳卒中じゃなくてよかった…．

**Dr.水** 末梢性顔面神経麻痺にも多くの原因があります．**多くは特発性（Bell麻痺）**ですが，**中耳炎や外傷，術後合併症，悪性腫瘍**などが挙げられます[5]．多くは病歴で確認できますし，悪性腫瘍による顔面神経麻痺は進行が緩やかと言われています．

　**0.6％の患者はBell麻痺と診断された後に脳卒中と診断**されています[6]ので，患者さんへの注意は必要ですよ．

2章 実践トリアージ！　臨床推論トレーニング

**ナース**　治療について少し教えてください．耳鼻科医が不在のときにどうしたらいいかわからなくて…．

**Dr.水**　Bell麻痺と診断した場合には**72時間以内にステロイドの開始が有効**[6]です．抗ヘルペスウイルス薬を併用されることもありますが，Bell麻痺に対しては併用する有効性は証明されていません．水痘帯状疱疹ウイルスが関連するRamsay-Hunt症候群に対しては有効です[7]．

**ナース**　72時間以内で大丈夫ということであれば，翌日耳鼻科医へ受診してもらうよう説明できそうです．ありがとうございます．

### Point　耳鼻科疾患まとめ③

- 顔面神経麻痺では、まず頭蓋内疾患を除外しよう
- 中枢性と末梢性の鑑別では額のシワ寄せを確認しよう
- Bell麻痺は72時間以内にステロイド治療を開始する

### 症例4：35歳，女性，急に耳が聞こえなくなった

- 今朝，起床時から急に右耳が聞こえにくかった．様子を見ていたが，症状の改善なく不安になり来院
- 既往歴：とくになし
- 内服薬：なし
- BP125/60mmHg，HR80/min，RR12回/min，$SpO_2$：100%，BT36.2℃

典型例　これは!!

急に耳が聞こえないって患者さんが心配されてきました．昨日まではなんら問題なかったらしいのですが，他に症状がなくて…，突発性難聴だったら一刻も早く治療しないといけないですよね．

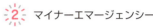

突然の難聴にはもちろん多くの原因があります．血流障害や感染症，外傷や脳卒中，騒音なども要因になります．ただ原因がわからない突発性難聴が多くを占めます．多くは片側に起こり耳痛は伴いません（耳痛があれば感染症などの炎症性疾患を疑いましょう）．**重度になるとめまいや耳鳴りなども伴います**．

　治療はステロイドが一般的ですが，実は明らかなエビデンスはありません．早く開始するほどいいといわれていますが，やはり**耳鼻科での聴力検査やその他の評価を治療開始前に行うことが理想**です．**発症から2〜4週間経過すると治療効果はない**とされています．救急外来で原因検索や詳細な評価をしないままステロイド投与を行うより**24時間以内に耳鼻科医の診察を受けてもらい，評価のうえで治療を開始するよう説明してもいいでしょう**[8]．

**ナース**　なるほど．1分1秒を争うことはないということがわかって少し安心しました．この患者さんにも翌日耳鼻科医を受診し，評価・治療することで問題がないことを説明したら安心されていました．

**Dr.水**　では，他によく来院する耳の症状について少しまとめておきます．参考にしてくださいね．

2章 実践トリアージ！　臨床推論トレーニング

> **ワンポイントアドバイス**
>
> ## 鼓膜損傷
>
> 「耳掃除をしているときに奥まで挿してしまった！」と来院する患者さんは多いことと思います．外耳道損傷とともに鼓膜損傷があることも多いですが，実は **90％が1ヵ月ほどで自然治癒する**んです[9]．中には耳小骨損傷など内耳障害をきたすこともありますし，自然治癒しない可能性もありますので，翌日耳鼻科医を受診するよう指導しましょう．生活指導として，耳掃除や補聴器の装着はやめてもらい，可能な限り乾燥した状態に保つようにしてもらってください．

> **ワンポイントアドバイス**
>
> ## 外耳道異物
>
> 8歳以下では玩具や小石，紙くずが多く，10歳以上では昆虫が入り込んでしまうことが多いです．生きた昆虫が入り込むと鼓膜損傷をきたす可能性もありますので，早急に除去してあげる必要があります．キシロカインやミネラルオイルを耳内に注入することで昆虫を殺すことができるので，その後に除去を試みるようにしましょう．その他の耳異物は実は摘出するのが困難な場合が多く，小児では全身麻酔が必要になることもあります．**救急外来では無理をせず，翌日耳鼻科受診をすすめてもいいかもしれませんね．**
>
> ただし24時間以上経過している場合やボタン電池では組織損傷を引き起こしますので，耳鼻科医に相談するようにしてください[10]．

220

**2 マイナーエマージェンシー**

## Point 耳鼻科疾患まとめ④

- 突発性難聴は早期の治療開始が好ましいが，耳鼻科医により原因の評価をしてからが望ましい．1分1秒を争わなくて大丈夫
- 鼓膜損傷はとくに慌てなくていい．めまいなどの合併症に注意し，翌日耳鼻科へ
- 外耳道異物は摘出に無理は禁物．多くは翌日耳鼻科で問題なし

### 参考文献

1) Schlosser RJ, et al. Epistaxis. N Engl J Med. 2009; 360: 784-9.
2) Krulewitz NA, et al. Epistaxis. Emerg Med Clin N Am. 2019; 37: 29-39.
3) Herkner H, et al. Hypertension in patients presenting with epistaxis. Ann Emerg Med. 2000; 35: 126-30.
4) Conover K . Earache. Emerg Med Clin N Am. 2013; 31: 413-42.
5) Garro A, et al. Managing peripheral facial palsy. Ann Emerg Med. 2018; 71: 618-24.
6) Fahimi J, et al. Potential diagnosis of Bell's palsy in the emergency department. Ann Emerg Med. 2014; 63: 428-34.
7) Masterson L, et al. Assessment and management of facial nerve palsy. BMJ. 2015; 351: h3725.
8) Rauch SD, et al. Idiopathic sudden sensorineural hearing loss. N Engl J Med. 2008; 359: 833-40.
9) Lou ZC, et al. Traumatic tympanic membrane perforations: a study of etiology and factors affecting outcome. Am J Otolaryngol. 2012; 33: 549-55.
10) Mackle T, et al. Foreign bodies of the nose and ears in children. Should these managed in the accident and emergency setting? Int J Pediatr Otorhinolaryngol. 2006; 70: 425-8.

耳鼻科

# 2章 実践トリアージ！ 臨床推論トレーニング

# 皮膚科

 皮膚疾患だけではなく多くの疾患で皮膚症状は出てきますし，皮疹を見ても診断をつけてあげることは非常に難しいと思うんです．

 そうなんです．診断は非常に難しいのですが，皮膚症状の多くは緊急性はありません．なので慌てなくて大丈夫です．もちろん入院が必要な病態はありますし，全身疾患である可能性を常に考慮しなければなりません．どうしても**皮膚症状にすぐ目がいきがちですが，バイタルサインや発熱の有無，顔色などの第一印象が最優先**であることを忘れないでくださいね．

**ナース** もちろんそのつもりです．ただ鑑別診断がなかなか思い浮かばなくて….

**Dr.水** では，病歴や症状と代表的な皮膚科疾患を示しておきましょう（**表1**）[1]．参考にしてください．

**Dr.水** **皮疹の広がり方や随伴症状を確認する**ことは鑑別診断をあげるうえで大事になります．痒みを伴う皮疹は何らかのアレルギー反応を考えます．**ウイルス感染に伴う皮疹や薬疹は体幹から四肢に広がる**ことが多いですが，**血管炎などの紫斑は四肢に出現する**ことが多いですね（もちろん，手足口病など特徴的な部位に出現する皮疹もあります）．

**ナース** 他には**海外渡航歴や周囲の疾患の流行，基礎疾患や最近の薬剤**も確認しておきたいです．

**Dr.水** いいですねぇ．海外で流行している疾患もありますし，特有の疾患もありますから渡航歴は重要です．また薬疹ではあらゆる薬剤が原因

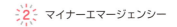

### 表1 … 代表的な皮膚科疾患

| 病歴・症状 | 見逃したくない代表的疾患 |
|---|---|
| 発熱 | 重症薬疹（Stevens-Johnson syndrome, toxic epidermal necrosis など），感染症（髄膜炎菌，リケッチアなど），toxic shock syndrome |
| 小児＋発熱 | 川崎病 |
| 免疫不全 | 重症感染症（髄膜炎菌，敗血症，壊死性筋膜炎など） |
| 粘膜疹 | Stevens-Johnson syndrome, toxic epidermal necrosis, 天疱瘡など |
| 紫斑 | 重症感染症，DIC，特発性血小板減少症（ITP），血栓性微小血管障害症（thrombotic microangiopathy），など |
| 激しい疼痛 | 壊死性筋膜炎 |
| 発赤・腫脹・熱感 | 蜂窩織炎・丹毒 |
| 呼吸症状・消化器症状 | アナフィラキシー |

出典：Nguyen T, et al. Dermatologic emergencies: diagnosing and managing life-threating rashes. Emergency Medicine Practice. 2002; 4: 9.

となりますが，使用後1週間以内に皮疹が出現・広がる傾向があります[2]ので，最近1〜2週間の使用薬剤を中心に聴取してもいいかもしれませんね．

**ナース** わかりました！
　あ！　どうやら皮膚症の訴えで患者さんが来院したみたいです．

2章 実践トリアージ！ 臨床推論トレーニング

> **症例1**：45歳，女性，左側胸部痛　　　　　　　　　典型例 これは!!
> - 約1週間前に風邪をひいていた．2～3日前から左側胸部に痛みが出てきたが，我慢できる程度であったため様子を見ていた．本日入浴時に痛みのあった部位に皮疹が出ていたため心配になり受診
> - 既往歴：高血圧，胆石，膵炎
> - 内服薬：降圧薬
> - BP175/95mmHg，HR70/min，RR15/min，SpO$_2$：96％，BT35.8℃

　全身状態は問題なくバイタルサインも問題ありません．痛みがある部位を確認してみると，**左胸部から背部にかけて帯状に皮疹**が広がっていました．一部は水疱があり，これはきっと**帯状疱疹**だと思います!!

　大正解です！　帯状疱疹（**写真1**）は**皮疹が出現する1～10日前には「ピリピリするような」，「焼けるような」痛みが出現**します[2]．そのため皮疹が出現する前には帯状疱疹ではなく痛みの場所によって狭心症や胆嚢炎などと判断してしまう場合もあり，注意する必要があります．

**写真1** … 帯状疱疹

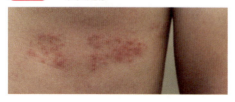

**ナース**　帯状疱疹は皮疹が出ていると見ただけで診断ができることが多いので安心ですね．

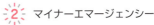

**Dr.水** トリアージの段階で確認してほしいこともあるんですよ．通常の帯状疱疹患者は，接触予防策で十分ですが，とくに免疫不全患者では帯状ではなく**全身性（神経分節で3分節以上）に皮疹が出現する可能性（播種性帯状疱疹）**があります（帯状疱疹合併症として2％程度）[3]．この場合は水痘と同様，**空気感染予防策が必要**になることを知っておいてください．

**ナース** それは知らなかったです．感染予防は大事ですもんね．この患者さんは播種性帯状疱疹ではなさそうですので，抗ウイルス薬の処方で帰宅されました．

> **Point 皮膚科疾患まとめ①**
> - 帯状疱疹では皮疹前に痛みが出るため、皮疹がなければ見逃されやすい
> - 播種性帯状疱疹は空気感染するため感染予防を

---

**症例2：35歳，女性，全身の痒みと発赤**
- 朝から倦怠感と微熱があったため，夫が持っていた抗菌薬をもらって内服した．内服約10分後から全身の痒みが出現し，体幹や顔が紅潮してきたため受診した
- 既往歴：とくになし
- 内服薬：抗菌薬（詳細不明）
- BP105/55mmHg，HR100/min，RR18/min，$SpO_2$：97％，BT36.8℃

典型例 これは!!

この患者さんは抗菌薬（詳細不明）を内服してから急速に症状が進行しています．体幹を確認しましたが，蕁麻疹かなぁと思うところもありますし，紅潮しているだけのところもあって….

## 2章 実践トリアージ！ 臨床推論トレーニング

 病歴や痒みがあることからも何らかのアレルギー反応によるものが考えられますね．**皮疹だけでなく他の症状**はありませんか？

**ナース** そういえば**咳がひどくなって喉が腫れぼったい**と言っていました．あと病院に来てから少し**お腹が痛くなって下痢**をしたそうです．

**Dr.水** これはもう典型的な**アナフィラキシー**ですね．アナフィラキシーは，①**皮膚症状**，②**呼吸器症状**，③**消化器症状**，④**循環症状**のうち2つ以上の症状が出現してきたときに臨床的に診断します．皮膚症状は蕁麻疹や紅潮，浮腫などさまざまな形態をとりますが80〜90％に出現します．その他の症状は非常に軽いこともあり，こちらから聴取しないと見逃してしまうこともありますから注意してくださいね[4]．

**ナース** アナフィラキシーだと，すぐにアドレナリンを投与しないといけないですよね！！

 **Dr.水** さすが，よく勉強しています．アナフィラキシーの治療はとにかく**アドレナリンの筋注**ですね．ガイドラインでは，**臨床所見による重症度分類のgrade3および急速に進行するgrade2にアドレナリン投与の適応がある**としています（**表2**）[5]．

### 表2 …臨床所見による重症度分類

|  |  | grade 1（軽症） | grade 2（中等症） | grade 3（重症） |
|---|---|---|---|---|
| 皮膚・粘膜症状 | 紅斑・蕁麻疹・膨疹 | 部分的 | 全身性 | ← |
|  | 瘙痒 | 軽い瘙痒（自制内） | 強い瘙痒（自制外） | ← |
|  | 口唇，眼瞼腫脹 | 部分的 | 顔全体の腫れ | ← |
| 消化器症状 | 口腔内，咽頭違和感 | 口，のどの痒み，違和感 | 咽頭痛 | ← |

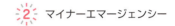

|  |  | grade 1（軽症） | grade 2（中等症） | grade 3（重症） |
|---|---|---|---|---|
| 消化器症状 | 腹痛 | 弱い腹痛 | 強い腹痛（自制内） | 持続する強い腹痛（自制外） |
|  | 嘔吐・下痢 | 嘔気，単回の嘔吐・下痢 | 複数回の嘔吐・下痢 | 繰り返す嘔吐・便失禁 |
| 呼吸器症状 | 咳嗽，鼻汁，鼻閉，くしゃみ | 間欠的な咳嗽，鼻汁，鼻閉，くしゃみ | 断続的な咳嗽 | 持続する強い咳き込み，犬吠様咳嗽 |
|  | 喘鳴，呼吸困難 | — | 聴診上の喘鳴，軽い息苦しさ | 明らかな喘鳴，呼吸困難，チアノーゼ，呼吸停止，$SpO_2 \leq 92\%$，締めつけられる感覚，嗄声，嚥下困難 |
| 循環器症状 | 脈拍，血圧 | — | 頻脈（＋15回/分），血圧軽度低下，蒼白 | 不整脈，血圧低下，重度徐脈，心停止 |
| 神経症状 | 意識状態 | 元気がない | 眠気，軽度頭痛，恐怖感 | ぐったり，不穏，失禁，意識消失 |

血圧低下　　：1歳未満＜70mmHg，1〜10歳＜［70mmHg＋（2×年齢）］，
　　　　　　　11歳〜成人＜90mmHg
血圧軽度低下：1歳未満＜80mmHg，1〜10歳＜［80mmHg＋（2×年齢）］，
　　　　　　　11歳〜成人＜100mmHg
出典：日本アレルギー学会．アナフィラキシーガイドライン2014．
　　　https://anaphylaxisguideline.jp/pdf/anaphylaxis_guideline.PDF
　　　（最終閲覧2019/1/21）．

## Point 皮膚科疾患まとめ②

- 蕁麻疹では必ず他の症状がないかどうかを確認する
- 必要なら躊躇せずアドレナリン投与を

2章 実践トリアージ！ 臨床推論トレーニング

### 症例3：75歳，男性，右下肢痛

- 2日ほど前より右下肢痛を自覚していた．昨日から39℃の熱が出現．本日，足の痛みで動けず，高熱からか普段よりぼーっとしているため救急要請となった
- 既往歴：糖尿病，高血圧，胃癌（化学療法中）
- 内服薬：降圧薬，血糖降下薬
- BP110/65mmHg，HR120/min，RR25/min，SpO$_2$：97％，BT38.8℃

かなり痛みが強いようです．**年齢のわりには血圧が低め**ですし，**頻脈と頻呼吸**もあります．**普段よりも意識状態の変化**がありますし，**qSOFA2点**で敗血症だと思います‼ すぐに初療室でモニタリングを行い，先生に診察を依頼しないと！

すばらしいですね．きちんとバイタルサインと全身状態を把握できているじゃないですか．すぐに末梢ラインを確保し血液培養を採取しましょう‼ 局所を見てみると，右下肢全体に**発赤・腫脹・熱感**を認めていますね（**写真2**）．**発赤は境界が明瞭**なところもあれば，**一部不明瞭**なところもありそうです．

**写真2** … 右下肢全体の発赤・腫脹・熱感

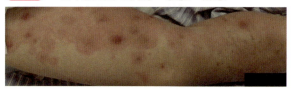

**ナース** 高熱も認めていますから，これは蜂窩織炎ではないでしょうか？ 糖尿病もありますし．

228

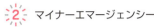

**Dr.水** たしかに皮膚の発赤・腫脹・熱感を認め，発熱がある場合には蜂窩織炎の可能性が十分あり臨床的に診断されます[6]．もちろんそれ以外にも考慮しておくべき疾患は実は多くあるので覚えておいてください．

### メモ 蜂窩織炎の代表的な鑑別診断[6]

- ヘルペス，関節炎，滑液包炎，壊死性筋膜炎，薬剤性皮膚炎，リンパ管炎，血栓性静脈炎，痛風，血腫

**Dr.水** この患者さんはさらに水疱を認めていますよ．急速に進行し**敗血症となるほど全身状態が不良**な状態になったり，**皮膚所見がある部位以外にも強い痛み**を訴えたりする場合には，蜂窩織炎と考えていいでしょうか？

**ナース** そうか！ **壊死性筋膜炎**を疑わないといけないと思います!!

**Dr.水** よく気づきました．もちろん重症の蜂窩織炎という可能性はありますが，次のような特徴があるときには，必ず壊死性筋膜炎を疑ってください．抗菌薬治療だけでなく早期のデブリードマンが必要になりますので．

**2章** 実践トリアージ！ 臨床推論トレーニング

> **メモ 壊死性筋膜炎を疑う所見**[7)]
>
> ● 皮膚所見に合わない激痛
> ● 皮膚所見が明らかな部位の範囲を超えて確認できる皮下組織の硬結
> ● 意識障害や全身状態の悪さ
> ● 皮膚所見の範囲を超える浮腫と圧痛
> ● 触診での握雪感
> ● 皮膚の壊死所見や水疱・血疱
> ● 抗菌薬治療でも改善しない

**Dr.水** とくに皮膚所見は大したことがないのに，強い痛みを訴えている場合や，皮膚所見のない部位にも痛みを訴える場合には要注意だと思います.

**ナース** さっそく皮膚科の先生にお願いして，切開してもらうと筋膜がドロドロでした. 蜂窩織炎だと思って抗菌薬で治るだろうとタカをくくっていたのでゾッとします.

**Dr.水** 疑わないと始まらない疾患ですから. 稀ですが致死的疾患ですので，ぜひとも頭の片隅に入れておいてくださいね.

> **Point 皮膚科疾患まとめ③**
>
> ● 発赤・腫脹・熱感では蜂窩織炎などの軟部組織感染症を疑う
> ● 壊死性筋膜炎を忘れない‼

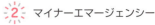

## 2 マイナーエマージェンシー

**Dr.水** 皮膚科疾患の代表的な覚えておく病態を少しまとめておきます．参考にしてみてください．

### ワンポイントアドバイス

#### 薬疹

あらゆる薬剤が原因になり，左右対称性にあらゆる形態の皮疹を呈しますので，皮疹のみで鑑別することは困難です．ただ薬疹をきたしやすい薬剤は覚えておきましょう．

> **メモ　薬疹を引き起こす代表的な薬剤**[8]
>
> ● 抗菌薬，抗痙攣薬，NSAIDs，ACE阻害薬，抗尿酸薬，抗HIV薬

重症の薬疹としてSteven-Johnson症候群（Steven-Johnson Syndrome：SJS）や中毒性表皮壊死症（Toxic Epidermal Necro-sis：TEN）は有名です．SJSは体表面の10％未満，TENは30％以上に症状を呈することで区別されます．

**原因薬剤内服後数日して発熱や倦怠感などインフルエンザのような症状が出現**し，その後びまん性の紅斑をきたすことが多く，**粘膜への症状（とくに口腔内のびらんや結膜炎症状）が90％に出現**します．皮膚症状は急速に進行し熱傷のような痛みや水疱を形成することもあります．**全身症状を伴う，粘膜症状がある場合には注意**しましょう[9]．

**写真3** … 重症薬疹

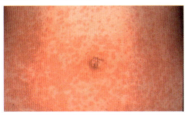
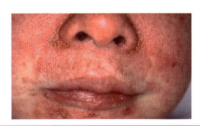

皮膚科

231

2章 実践トリアージ！ 臨床推論トレーニング

### ワンポイントアドバイス

## 感染性発疹

　多くの感染症によって皮疹は出現します．手足口病や水痘のように，その分布や形態から診断を推測することが可能な場合もありますが，やはり病歴や身体所見が非常に大事です．

　**突発性発疹では乳幼児の発熱後に皮疹が出現**します．**麻疹**は発熱から倦怠感から始まり，感冒症状が出現，その後3〜5日で頸部・体幹から始まる発疹が出現します．口腔粘膜に**Koplik斑**と呼ばれる小赤斑（中心が白く抜ける）が特徴的ですが，発疹が出現する頃には消失していることもあるため，診察時に見つけるのは難しいかもしれません．麻疹は空気感染しますので，流行地域への旅行歴や周囲の状況も聴取するようにしてください．

　**風疹**も感冒症状に伴い顔面から体幹に広がってくる発疹を呈します．**頸部リンパ節の腫脹**が特徴として挙げられますので，注意して観察してみましょう．

　他にも溶連菌感染症でも発疹が出現することは有名です．とくに小児では皮膚所見だけでなく全身を観察することをお忘れなく．

### Point 皮膚科疾患まとめ④

- 薬疹では粘膜疹や全身症状、皮膚びらんなど熱傷様を呈する場合には注意を！
- 多くの感染症で発疹は出現する！　特徴を復習しておこう

2 マイナーエマージェンシー

### 救急センター長 "Dr.有吉" のひとこと

**免疫獲得情報を知っていますか？**

帯状疱疹の患者さんからは水痘が感染します．周囲の患者さんもそうですが医療従事者の感染予防も大事です．自分の免疫獲得情報を知っておいてください．

**反射的に動きましょう**

「アナフィラキシーにアドレナリン筋注」は反射のように動いてください．

### 参考文献

1) Nguyen T, et al. Dermatologic emergencies: diagnosing and managing life-threating rashes. Emergency Medicine Practice. 2002; 4: 9.
2) Garber B, et al. Dermatologic Presentations: John Marx MD, et al. Rosen's Emergency Medicine 8th edition. p.1558-85.
3) Le P, et al. Herpes zoster infection. BMJ. 2019; 364: k5095.
4) Simons FE. Anaphylaxis. J Allergy Clin Immunol. 2010; 125: S161-81.
5) 日本アレルギー学会. アナフィラキシーガイドライン 2014. https://anaphylaxis-guideline.jp/pdf/anaphylaxis_guideline.PDF（最終閲覧2019/1/21）
6) Raff AB, et al. Cellulitis: a review. JAMA 2016; 316: 325-37.
7) Stevens DL, et al. Practice guidelines for the diagnosis and management of skin and soft tissue infections: 2014 up date by the infectious disease society of America. Clin Infect Dis. 2014; 59: 10-52.
8) Roujeau JC, et al. Medication use and the risk of Steven-Johnson syndrome or toxic epidermal necrolysis. N Engl J Med. 1995; 333: 1600-7.
9) Usatine RP, et al. Dermatologic Emergencies. Am Fam Physician, 2010; 82: 773-80.

## 2章 実践トリアージ！ 臨床推論トレーニング

# 泌尿器科

### 症例1：75歳　男性，血尿・尿が出にくい

- 前立腺肥大で泌尿器科通院中．1週間ほど前に前立腺生検をしたとのこと
- 昨日の夕方より血尿が出現．その後排尿しようとしても少量の凝血塊が出るだけで十分な排尿がなく，下腹部痛も出現してきたため受診
- 既往歴：脳梗塞，発作性心房細動，高血圧，前立腺肥大
- 内服薬：抗凝固薬，抗血小板薬，降圧薬
- BP165/90mmHg，HR90/min，RR23回/min，$SpO_2$：96％，BT35.8℃

---

👩 先生，血尿を主訴に来院した患者さんなのですが，**尿が出ないようで，下腹部痛を強く訴えて**いて苦しそうなんです．痛みのせいで呼吸が荒いものの，他のバイタルサインは問題ありません．とりあえず，すぐに初療室に入れようと思います．

👨 血尿だけでバイタルサインに異常をきたしたり貧血になることは滅多にありませんが，この患者さんは抗凝固薬・抗血小板薬の内服もしていますから，注意が必要ですね．そして，**凝血塊により下部尿路が閉塞する膀胱タンポナーデ**の状態になっていますね．
　**急性尿閉**はとくに遭遇しやすい泌尿器科救急のひとつです．すぐに**尿道カテーテルを留置し排尿させて**あげましょう！

**ナース**　さっそく尿道カテーテルを留置しましたが，少量の凝血塊とともに肉眼的血尿が少量ずつ出てきました．でもまだ痛みは続いています．

**Dr.水**　なるほど．エコーでも膀胱は緊満して凝血塊も確認できますね．洗浄してみましょうか．

マイナーエマージェンシー

ナース　わかりました．すぐ準備します．

Dr.水　（洗浄後）洗浄すると多量の凝血塊とともに血尿が随分排尿できましたね．患者さんの痛みもかなり改善されました．ただ，凝血塊はほぼ消失しましたが，血尿はあまり改善されていないようですので，泌尿器科の先生に相談しましょう．

ナース　症状が改善して良かった．かなりつらそうでしたものね．今回のように膀胱タンポナーデにまで至っているようなら早急に処置を始める必要があることはすぐわかるのですが，そこまでに至っていない場合の血尿にはどういった点を注意したらよいのでしょうか？

Dr.水　そうですねぇ．血尿は非常に多くの原因で起こります．今回の患者さんではおそらく**泌尿器科的な処置**に伴うものと思われますが，他には**悪性腫瘍や前立腺肥大，尿路感染症，尿管結石，抗凝固薬などの薬剤の影響，外傷**などですね．**循環動態が不安定，下腹部疼痛や膀胱の腫大，尿量低下，多量の凝血塊**は膀胱タンポナーデを考えるキーワードですので，必ず確認しましょう．

ナース　原因を見つけることも難しいですよね…．時折血尿が続いているままで不安そうな患者さんを見ます．

Dr.水　尿管結石や外傷，尿路感染症は救急外来で診断することが可能ですからそうした評価は必要ですね．この患者さんのように抗凝固薬を内服している場合は凝固能も血液検査で確認しましょう．

2章 実践トリアージ！ 臨床推論トレーニング

> ### 📖メモ 血尿患者で確認すること[1]
>
> ● 循環動態が安定しているか
> ● 血尿の程度が重度でないか（大きな凝血塊の有無）
> ● 尿量低下の有無
> ● 疼痛の程度
> ● 重症感染症の可能性
> ● 腎機能障害の有無
> ● 抗凝固薬・抗血小板薬の有無
> ● 重篤な合併症の有無（悪性腫瘍・肝硬変・腎機能障害など）

**Dr.水** この患者さんのように多量の血尿や凝血塊，尿閉に至っている場合，カテーテル留置後に洗浄を試みましょう．血尿の改善がなければ泌尿器科医に相談する必要があります．

　帰宅する際にも必ず泌尿器科受診を指導しておいてくださいね．**肉眼的血尿をきたしている60歳以上の患者さんでは悪性腫瘍の可能性が20％程度**ありますので．

**ナース** わかりました！ 血尿での評価のポイントがわかったような気がします！

> ### Point 泌尿器科まとめ①
>
> ● 血尿では膀胱タンポナーデに注意．所見があればすぐに治療介入！
> ● 血尿では帰宅可能であっても必ず泌尿器科受診を指導

**ナース** あ，お腹を痛がっている患者さんが来たみたいなのでみてきますね．

236

## 2 マイナーエマージェンシー

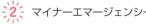

> **症例2**：13歳，男性，下腹部痛
> - 就寝しようとしているときに急に下腹部痛を自覚した．しばらく休んでいたが痛みが改善しないため，母親とともに救急受診となる
> - 既往歴：とくになし
> - 内服薬：なし
> - BP105/50mmHg, HR90/min, RR20回/min, SpO$_2$：96%, BT36.8℃

すごく痛そうで，うずくまってしまうような感じです．バイタルサインに大きな逸脱はありませんが，痛みが非常に強そうなので処療室に入ってもらいます．

わかりました．それまでなんともなかったのに突然激痛が出たようですね．どのような疾患が考えられるでしょうか….

**ナース**　突然発症ですから，「捻転」「出血」「穿孔・破裂」を考えないといけないですよねぇ．**女性であれば卵巣出血や卵巣捻転などが鑑別の上位にあがる**と思うのですが，若年男性ですし虫垂炎やリンパ節炎，憩室炎とかですかねぇ….でも発症経過が違うような気がするんです．

**Dr.水**　ちゃんと臨床推論できてるじゃないですか．おっしゃる通り虫垂炎は大事な鑑別診断ですが，経過が違いますね．腹部を触診しても，それほど**圧痛はなさそう**です．もちろん**腹膜刺激症状もありません**．下腹部あたりには腸管以外にどのような臓器がありますか？

**ナース**　膀胱や尿管かな．あ！　尿管結石の可能性もありますよね？　でも13歳で尿管結石を患う可能性は低いんじゃないのかなぁと思います．

章 実践トリアージ！ 臨床推論トレーニング

**Dr.水** そうですよね．でも下腹部痛と聞いたときに，腹部以外にも目を向けないといけませんよね．可能であれば**外陰部の所見**を確認してみましょう!!

**ナース** そうか！ 陰嚢を確認しないといけない!!
本人が下腹部痛と言っていたのですっかり腹部疾患だと思ってしまいました．
—（陰嚢を確認すると）これは！ 右陰嚢が腫れていて少し触るだけでもかなり痛がっています！ 下腹部痛の原因はここだったんだ．

**Dr.水** とりわけ**若年男性の下腹部痛では外陰部を確認することを忘れないよう**にしないといけません．とくに緊急性の高い**精巣捻転では12.5％が下腹部痛のみ**を訴えてくるんです[2]．

**ナース** 忘れないように心がけます！

**Dr.水** では急性陰嚢症について整理してみましょう（**表1**）．陰嚢痛を訴える疾患は多くありますが，精巣捻転，精巣・精巣上体炎，精巣垂捻転が代表的ですね．それらのポイントをまとめてみます．

**Dr.水** この中でも精巣捻転は緊急手術が必要ですので，**まずは精巣捻転を見逃さない**ことが重要です．なので，その特徴を知っておく必要があります．**精巣捻転では以前にも同様の症状を経験し自然軽快したというエピソード，精巣・精巣上体炎ではsexual activityが危険因子**になるので，確認するようにしてください（**図1,2**）．とにかく疑えば早期診察・治療が必要です．専門医への相談も躊躇してはいけませんよ．

**ナース** 突然発症の陰嚢痛はとにかく精巣捻転ですね！ 肝に銘じておきます．

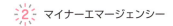 マイナーエマージェンシー

**表1** … 急性陰嚢症の鑑別

| 疾患 | 症状 | 身体所見 | 好発年齢 |
|---|---|---|---|
| 精巣捻転 | 突然発症の強い痛み<br>嘔気・嘔吐を伴うことが多い<br>鼠径部痛の訴え | 患側の精巣は横位に挙上し，硬く腫大<br>精巣全体を痛がる<br>精巣挙筋反射の消失がみられる | 新生児・思春期 |
| 精巣・<br>精巣上体炎 | 徐々に増悪する痛み<br>発熱や排尿時痛・膿尿を伴うことも | 精巣・精巣上体部の腫脹や硬結，痛み | 思春期以降 |
| 精巣垂捻転 | 急性発症の痛み（精巣捻転ほど症状は強くない）<br>嘔気・嘔吐を伴うことは少ない | blue dot sign（精巣先端部の皮膚が青色に変色する） | 思春期以前 |

出典：Jefferies MT, et al. the management of acute testicular pain in children and adolescents. BMJ. 2015; 350: h1563およびDavis JE, et al. Scrotal emergencies. Emerg Med Clin N Am. 2011; 29: 469-84.

**図1** … 精巣捻転

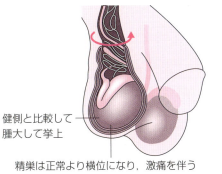

健側と比較して腫大して挙上

精巣は正常より横位になり，激痛を伴う

**図2** … 精巣挙筋反射

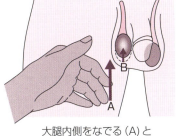

大腿内側をなでる（A）と精巣が挙上する（B）

## Point 泌尿器科まとめ②

- 男性の下腹部痛では必ず外陰部も確認を
- 急性陰嚢症では，まず精巣捻転を考慮する

239

## 2章 実践トリアージ！ 臨床推論トレーニング

> **症例2：** 65歳，男性，発熱，外陰部痛
> - 2日ほど前から外陰部痛を自覚していた．昨日夕方より38℃の発熱あり
> - 本日，起床時に倦怠感が強く，外陰部痛も非常に強かったため救急外来を受診
> - 既往歴：糖尿病，アルコール性肝硬変，直腸癌術後
> - 内服薬：インスリン
> - BP100/40mmHg，HR130/min，RR25回/min，SpO₂：96％，BT38.8℃

　患者さんが外陰部の痛みを強く訴えていて38℃以上の高熱があります．意識状態は問題なく，**qSOFAは1点（R＞22回/min）**であり，敗血症の診断ではないのですが，かなりつらそうなので初療室に入れます．陰嚢あたりの痛みで発熱しているとなると，精巣炎や精巣上体炎でしょうか？　尿管結石を契機とする複雑性尿路感染症や急性前立腺炎の可能性もありますよね．

　しっかりトリアージできてすばらしい．**敗血症の定義は満たしませんが，バイタルサインは明らかに異常ですし，かなり倦怠感も強そうですから敗血症に準じた早期介入が必要**ですね．複雑性尿路感染症は急性前立腺炎と鑑別してあげなければなりませんが，精巣・精巣上体炎でここまで全身症状が顕著に出現することは少ないでしょう．痛みの強い外陰部を確認してみましょうか．

**ナース**　陰嚢は左右差なく両側浮腫があり発赤していそうです．陰嚢だけでなく肛門側の皮膚まで少し浮腫と発赤がありますね．やっぱり陰嚢部分は触診でかなり痛がります．たしかに精巣上体炎にしては陰嚢全体の痛みのようですから違う印象です．尿路感染症でこのような局所所見を呈することもないような気がします．

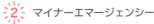

**Dr.水** そうですね．何らかの感染症があることは間違いなく，外陰部にその原因はありそうです．おや？ **浮腫や発赤がある部位以外にもかなり痛みがありそう**ですよ．こうした所見は以前どこかで勉強したことありませんでしたか？

**ナース** そういえば‼ **壊死性筋膜炎**の所見じゃないですか？

**Dr.水** 大正解です！ この患者さんでは**外陰部の壊死性筋膜炎（フルニエ壊疽）**を鑑別に入れなければなりませんね．**外傷後，糖尿病や悪性腫瘍やアルコール依存患者，免疫抑制状態の患者が危険因子**とされています[5]．初期は皮膚所見に乏しく，発熱も全例にみられるわけではありませんので，他の急性陰嚢症である精巣上体炎などと診断される場合も少なくありません．
　局所所見に合わない強い疼痛がある，バイタルサインの異常を認める場合には他の部位と同様にフルニエ壊疽を疑いましょう．

**ナース** 先生‼ 血圧が86/40mmHgと下がってきました．下腹部あたりにも痛みが急激に広がってきてます．これだけ**急速な状態変化も壊死性筋膜炎の特徴**ですよね．

**Dr.水** その通りです．敗血症の状態ですから急速輸液と抗菌薬を急ぎましょう！ 外科的治療が必要になりますので泌尿器科医に相談することも忘れずに‼

2章 実践トリアージ！ 臨床推論トレーニング

> **Point 泌尿器科まとめ③**
> 
> - 外陰部の強い痛みでは急性陰嚢症としてフルニエ壊疽を鑑別にあげる
> - 局所所見に乏しくても痛みが強い，全身状態が良好でなければさらなる検索を!!

**Dr.水** 今回もいろいろな患者さんが来院しましたね．

ここで他の泌尿器科的救急疾患をまとめておきます．参考にしてください．

> **ワンポイントアドバイス**
> 
> ### 尿管結石
> 
> 　泌尿器科救急の代表です．左右片側性の激しい痛みが出現し，増悪・改善がみられます．**結石部位によって上腹部から鼠径部，外陰部まで多くの場所の痛み**を呈します．かなり痛みが強いため冷汗や嘔吐も伴うことがありますので，早急に鎮痛を行ってあげましょう（NSAIDsの坐剤が奏効することが多いです）．もちろん他の致死的な疾患を除外することが重要です．とくに**腹部大動脈瘤破裂の誤診として尿管結石が多いということは有名**です[6]．
> 
> 　また，**早朝4:30頃に受診することが最も多い**というデータまであります[7]．もちろん受診時間だけで判断することはできませんが，朝方3〜4時頃に受診する腹痛患者では尿管結石を最初に鑑別してもいいかもしれませんね．

マイナーエマージェンシー

### ワンポイントアドバイス

## 嵌頓包茎

　泌尿器科救急でよくみることでしょう．**問診と視診で診断は容易**です．ただ，患者さんの中には恥ずかしがってなかなか言い出せない人もいます．時間経過とともに浮腫の増悪などから整復することが難しくなりますので，早期に介入しましょう．

### ワンポイントアドバイス

## 外傷

　病歴や視診で多くの場合には診断がつきます．高エネルギー外傷では全身の評価が必要ですね．外陰部の局所外傷では痛みの程度が強ければまず鎮痛を行ってあげましょう．局所所見や症状が強くなければ緊急性がないことがほとんどですので，翌日の一般外来で問題ありません．疼痛が強い，腫脹が強い場合では泌尿器科医による診察をお願いしたほうがいいと思われます．

### 参考文献

1) Hicks D, et al. management of macroscopic hematuria in the emergency department. Emerg Med J. 2007; 24: 385-90.
2) Mellick LB. Torsion of the testicle: is it time to stop the dice. Pediatr Emerg Care. 2012; 28: 80-6.
3) Jefferies MT, Cox AC, Gupta A, et al. the management of acute testicular pain in children and adolescents. BMJ. 2015; 350: h1563.
4) Davis JE, et al. Scrotal emergencies. Emerg Med Clin N Am. 2011; 29: 469-84.
5) Stevens DL, et al. Necrotizing soft-tissue infections. N Engl J Med. 2017; 377: 2253-65.
6) Chung WB. The ruptured abdominal aortic aneurysm-- a diagnostic problem. Can Med Assoc J. 1971; 105: 811-5.
7) Manfredini R, et al. Circadian pattern in occurrence of renal colic in an emergency department: analysis of patients' notes. BMJ. 2002; 324: 767.

# 2章 実践トリアージ！ 臨床推論トレーニング

## ▌精神科

アルコール関連の症状や自殺未遂，過換気発作など精神疾患と思われる患者さんは多くいますよね．

そうなんです．精神科的な症状は見慣れていないので，どうしたらいいかわからなくて．結局，精神的に落ち着いたら精神科を受診してもらっています．

**Dr.水** 精神疾患だと最初からわかっていれば緊急性がないことは明白ですが，さまざまな症状で来院しますのでそれを見抜くことが難しいですよね．
　おや，様子がおかしい患者さんが受診したようなので，早速診察してみましょう．

---

**症例1**：75歳，男性，様子がおかしい　　　　　　　　　*非典型例 ひょっとして!?*

- 独居．ヘルパーが週3日様子を見に来ている．最近飲酒量が多くなってきており，興奮することが多くなってきていたとのこと．主治医とも精神科の内服薬の調整をしている最中であった．本日ヘルパーが訪れると，質問にもうまく答えられない状態であり，心配になって救急受診した
- 既往歴：統合失調症，アルコール依存症
- 内服薬：詳細不明
- BP175/95mmHg，HR100/min，RR15/min，$SpO_2$：96%，BT35.8℃

---

もともと受け答えはしっかりできるようなのですが，問診時には最近の自分の境遇を一方的に話したりして，ちゃんとした受け答えができていなかったです．**GCSではE4V4M6**でしょうか…，ただ**ヘル**

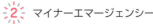 2 マイナーエマージェンシー

パーさんによると主治医から**統合失調症の状態が悪化している**傾向にあるらしく，**アルコール臭も強かった**です．主治医の先生に相談してもらうしかないと思うんですが….

 なるほど．他に気になる症状はありましたか？

**ナース** 簡単にみたところではアルコールの影響か歩行はふらついていました．その他の症状については詳細に評価していません．精神科症状だと思って急ぐ必要もないかなと….

**Dr.水** 実は**精神疾患患者の50％には器質的疾患がある**といわれています[1]．なので，精神疾患の既往があるからといって**最初から精神疾患だと決めつけることは絶対やっちゃダメ**ですよ！　精神疾患はあくまで除外診断であることを肝に銘じておいてください．「精神疾患かも」と思ってしまうと，**身体診察はわずか8％しか行われず，バイタルサインの異常があっても，異常だと認識するのはわずか30％**になるとされています[2]．思い込みって怖いですね….

**ナース** たしかにそうですね，反省します．精神疾患の既往があって，飲酒もされているのでそのせいだと根拠もなく考えていました．

**Dr.水** 診察を再度してみましょう．たしかに見当識障害はあってつじつまの合わないことを言っていますね．歩行も難しそうです．普段からよく転倒されているのか，頭部や顔面には古い傷跡が数ヵ所ありそうですよ．

**ナース** そういえば，左上下肢に比べると右上下肢はあまり動かしていないようにも見えます．

精神科

245

**2章** ▶ 実践トリアージ！　臨床推論トレーニング

**Dr.水**　本当だ！　たしかにそうですね．これはやはり精神疾患や飲酒によるものというより，何か器質的疾患があるんじゃないでしょうか？
　さっそく頭部CTを撮影しに行きましょう．

**ナース**　先生！　頭部CTでは**慢性硬膜下血腫**がありました‼　緊急手術が必要とのことですから，さっそく準備します‼
　精神疾患のある患者さんでしたし，周りからもその可能性を言われて思い込んでしまっていました…．どのような患者さんでも，**まずは緊急性のある疾患を考える**ということを忘れないようにします！

> **Point**　精神疾患まとめ①
>
> - 精神疾患は除外診断である
> - どのような患者さんでも，まずは致死的・器質的疾患を考えて診察することを忘れない

**Dr.水**　「せん妄」は精神症状と誤解されているようなことが多い印象です．**せん妄には，①急性発症，②意識障害あり，③症状が時間とともに変動，④背景になんらかの原因がある**，という4つの特徴があります[3]．つまり急性発症の精神症状を安易に精神疾患であると決めてはいけないんですね．器質的疾患を背景にした精神症状と精神疾患との鑑別のポイント（**表1**）[3]を示しますので，参考にしてください．

**2** マイナーエマージェンシー

**表1** … 器質的疾患による精神症状と精神疾患との鑑別ポイント

|  | 器質的疾患 | 精神疾患 |
|---|---|---|
| 年齢 | ＜12歳，40歳＜ | 13～40歳 |
| 発症様式 | 急性発症（数時間～数日） | 緩徐発症（数日～数ヵ月） |
| 症状の経過 | 症状の変動あり | 症状の変動なし |
| 既往歴 | 精神疾患の既往なし | 精神疾患の既往あり |
| 感情の変動 | 感情の変動 | 平坦な感情 |
| バイタルサイン | しばしば異常あり | 多くは安定 |
| 見当識 | しばしば障害される | 滅多に障害されない |
| 幻覚様式 | 幻視 | 幻聴 |
| 身体症状 | 異常あり | 異常なし |
| 意識状態 | 意識障害 | 意識清明 |

出典：Sood TR, et al. Evaluation of the Psychiatric patients. Emerg Med Clin N Am. 2009; 27: 669-83.

精神科

**Dr.水**　救急車が来たようなので，さっそく見に行きましょう.

---

**症例2：** 38歳，女性，意識障害，痙攣

*典型例 これは!!*

●同居している彼氏とけんか．彼氏が家から出て行って，しばらく散歩をした後，帰宅してみると，彼女がリビングで倒れていた．呼びかけても反応がなく，時折痙攣のような動きをすることもあり救急要請した
●既往歴：うつ病
●内服薬：詳細不明
●BP115/55mmHg，HR90/min，RR15/min，SpO$_2$：98%，BT35.8℃

---

　　今回はちゃんと身体診察もしてきました!!　意識レベルはGCSでE1V1M1でしたが，瞳孔不同はなく左右とも対光反射もスムーズでした．ただ**開眼させようとすると抵抗**するんです．気道は開通していますし，他の身体所見はとくに異常という点はありませんでした．外傷痕もなかったです.

247

2章 実践トリアージ！ 臨床推論トレーニング

 いいですねぇ．GCS3点であり重度の意識障害ですし，痙攣の可能性もあることから初療室でモニター観察が必要ですね．

**ナース** はい．まずは器質的疾患の除外ですから，血糖測定を行います．頭部CTの準備も必要ですよね．

**Dr.水** テキパキ動けてすばらしいじゃないですか．ただ，この患者さんでは先ほどの身体診察で精神疾患を疑わせる症状もありましたよね．

**ナース** 開眼させようとすると抵抗したということですか？ 私も何かおかしいなぁと思ったんですけど．

**Dr.水** 患者さんの手を持ち上げて，顔の上で離してみましょう．
　ほら！ **顔面を直撃しないようにうまくよけて手が落ちていきましたね．開眼させるときに抵抗する，けがをしないように防御反応が働くのは，精神的昏迷を疑う一つのサイン**[4]なんです．精神的昏迷状態を疑う所見

> **メモ 精神的昏迷状態を疑う所見**[5]
> - 意識障害があるにもかかわらず，舌根沈下はなく呼吸状態は安定している
> - 開眼させようとすると抵抗がある／対光反射を確認しようとすると避ける
> - 神経学的反射が正常で，病的反射を認めない
> - 神経学的に説明できないような奇異な姿勢や体位をとる
> - 先行する心理的誘因がある
> - 誰かが見ている前で症状が起こる
> - 意識を失って倒れていても外傷がない
> - 失禁を認めない

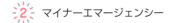

を示しておきますので参考にしてください[5]．もちろん，すぐに精神疾患と飛びつかず，器質的疾患を除外するという考えを忘れないように！

**ナース**　先生‼　急に手足をばたつかせて痙攣しています！

**Dr.水**　それは大変だ‼
あれ？　ちょっと待ってください．この痙攣，少しおかしいところがないですか？

**ナース**　そういえば，**四肢を非対称性にばたつかせて顔を左右に振るような痙攣**ですね．これまでの痙攣発作の患者さんのように四肢をこわばらせているような様子とはたしかに違います！

**Dr.水**　この痙攣は**心因性非てんかん性発作(Psychogenic Nonepileptic Seizures：PNES)**(いわゆる偽痙攣)かもしれませんね．**非対称性の投げ出すような痙攣であること以外にも，舌咬傷や転倒に伴う外傷を伴わないこと，尿失禁がないこと，開眼に抵抗する，痙攣後すみやかに意識が回復する**といったことも特徴とされています[4]．もちろん**精神疾患のある患者の痙攣発作がすべてPNESということではありません**ので，必要に応じて画像検査や脳波検査も行う必要があります．

**ナース**　そういえば，痙攣発作が起こったときに瞳孔を診ようとすると，ぎゅっと眼をつむって抵抗していました‼　一見すると難しくて鑑別できるかどうかわかりませんが，注意して観察してみようと思います．

**Dr.水**　ほら，患者さんの発作も自然に軽快しましたよ．器質的疾患を除外しながら精神科医にも相談する方針にしましょう．

# 2章 実践トリアージ！ 臨床推論トレーニング

> **Point　精神科疾患まとめ②**
> - 意識障害患者では器質的疾患と精神昏迷の鑑別のポイントを知っておこう
> - 痙攣発作ではその動きに注意しよう．PNESの可能性があるかも…

**ナース**　精神科救急ってそれ自体に緊急性はないですが，その判断がとっても難しいです．次の患者さんをみてきますね．

> **症例3：65歳，女性，睡眠薬を飲んで手首を切った**　　　典型例　これは!!
> - 最近娘とけんかをしてふさぎ込んでいて，うつ病の症状がひどくなっていたという．夫が外出先から帰宅したところ，リビングで倒れているところを発見．左手首にはリストカットし出血痕あり．本人は睡眠薬をたくさん飲んだという．夫と娘が救急外来に連れてきた
> - 既往歴：うつ病（胃癌術後）
> - 内服薬：抗うつ薬，抗不安薬
> - BP135/65mmHg, HR90/min, RR10/min, SpO₂：98％, BT35.8℃

　　自殺未遂の患者さんです．意識状態はGCSで**E3V5M6**でした．内服した薬物はベンゾジアゼピンを10錠程度です．バイタルサインは安定しており，リストカットからの**外出血もガーゼによる圧迫で止血**されている状態でした．手段はリストカットと薬物大量内服ですが，**まだ希死念慮もあり**早めに診察をしてもらったほうがいいと思います．

　　自殺患者の約40％が死亡する前に救急外来を受診します[6]．なので救急外来では自殺の高リスク患者を見逃さず評価する必要があるんです．**自殺未遂歴（とくに絞頸，飛び降り，溺水，頸や体幹を刺した，**

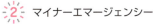

などの手段），**精神科疾患の既往は高リスク**なので注意をしましょう．

　**生命に危険な具体的な方法をもって自殺を図り，さらに希死念慮がある患者は精神科的に切迫した状態**であり，トリアージレベルを上げる，常に目が届くところでモニタリングするといったことを考慮してください．

**ナース**　自殺未遂の患者さんに対しては，どのように問診していいのかわからなくて．余計な話をしてさらにストレスを増やさないかと思ってしまいます…．

**Dr.水**　精神疾患のある患者さんの問診は非常に大事ですね．**威圧的・批判的にならない**ようにしなければなりません．ストレス要因や患者背景を，**共感を示しながら**聞くようにしましょう．**希死念慮についても直接的に質問する**ようにしてください．患者に寄り添いフォローするためには必要なことなんです．

**ナース**　自殺について直接尋ねても問題はないと聞いて安心できました．いつも「大丈夫かなぁ」と，恐る恐る聞いていたので…．この患者さんは娘さんとの関係がうまくいかなくて悩んでいるようです．希死念慮もまだあるようでしたので，精神科の先生に相談したほうがいいですよね．

**Dr.水**　そうですね．リストカットや薬物内服は身体的に問題ありませんので精神科の先生の評価を待ちましょうか．もちろんいつでも精神科医の診察を受けてもらえる状況ではないと思いますが，**希死念慮やネガティブな思考が強く残っているなら精神科医へ相談する**閾値は下げたほうがいいでしょうね．

**ナース**　こうした患者さんを帰宅させて大丈夫かどうか，いつも心配になります．

**2章** 実践トリアージ！ 臨床推論トレーニング

**Dr.水** 患者さんの入院意思がないのに入院させても，その後の自殺を防止できるというわけではありません[3]．実際に救急受診後に自殺に及ぶ患者さんは非常に少ないです．すぐに精神科医に診療をお願いできる状況にないことも多いと思いますので，帰宅させる際に注意する点[3] を知っておきましょう．

---

### 📝メモ 自殺未遂患者を帰宅させる際の確認する点

- 自殺する意思がないことを示してくれた
- 身体的に安定している
- 冷静に判断ができる状態である
- 医療者や親族，友人などサポートしてもらえる状況がある
- 適切なフォローが組まれている

---

### Point 精神科疾患まとめ③

- 自殺患者ではその切迫性を判断しよう
- 帰宅させるときの注意点を確認しよう
- 高リスク患者では精神科医へのコンサルト閾値を低くする

## 2 マイナーエマージェンシー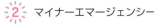

> **症例4**：48歳，男性，手の震え・易怒性
> - アルコール依存症で近医に通院している
> - 家族の協力もあり，1ヵ月前から断酒し次第に体の調子は良くなってきた．しかしここ3〜4日で両手が震えるようになり，何をするにも落ち着きがなくなってきた．本日ちょっとしたことですぐに興奮し，いつもと比べて様子がおかしいと思い救急受診に至る
> - 既往歴：アルコール依存症，躁鬱病，不眠症，神経症
> - 内服薬：抗うつ薬，抗不安薬
> - BP155/65mmHg, HR110/min, RR18/min, SpO₂：98%, BT36.8℃

　診察時には落ち着いていましたが，手指は震えていました．うっすら**発汗**もしていて…．話では不眠も強くなってきたとのことでした．
　ただし，**意識障害はなく**受け答えもしっかりできています．**アルコール離脱にしては，断酒してから時間が経過しすぎている**ように思うのですが…．

　そうですね．アルコール離脱を鑑別にあげることはすばらしいです．ただ，ご指摘のように断酒してから時間がたっていますから，他の原因も考えておかないといけないですね．まずは器質的疾患の除外をしましょう．

**ナース**　様子がおかしいですし，頻脈もありますので初療室に入れますね．身体症状としては麻痺もありませんし，歩行状態も問題ないです．頭痛や筋肉痛はあるようですが発熱はなかったとのことでした．じゃあ，検査をしていきます！
　—（しばらくしてから）先生！　検査結果が出ました．**血液検査や頭部CTでは異常はありません**でした．もともと精神科にも通院されている

精神科

**2章** 実践トリアージ！ 臨床推論トレーニング

ので、そちらが悪くなっているのでしょうか….

　話を聞くと最近調子が良いということと、仕事が忙しくなって病院を受診できていないとのことでしたので.

**Dr.水**　最近病院を受診できていないということは、内服薬も飲めていないということですか？

**ナース**　そうみたいなんです. それまではベンゾジアゼピン系の内服薬を中心に数種類の薬を飲んでいたようなんですが、**約1週間前に薬がなくなって飲まなくなった**ようですよ.

**Dr.水**　検査結果で異常がないことも考えると、これは離脱症状かもしれませんね!!

**ナース**　やっぱりアルコールですか!?　こんなに時間がたっているのになることもあるんですね！

**Dr.水**　アルコールではなく、**ベンゾジアゼピンの離脱症状**ですよ. **3ヵ月以上の使用は高リスク**なんですね. 内服中断後、数週間後から症状が現れることもあれば1～2日後に症状が出現することもありますし、内服の期間や突然の中断は症状の重症度や期間が関係あるんです[7].

**ナース**　なるほど. 薬物の離脱症状は頭になかったです….

**Dr.水**　低用量・短期間の使用でも離脱症状は起こり得ますし重篤になる可能性もあります. 精神科医にも相談してベンゾジアゼピン投与を考えましょう!!

## Point 精神科疾患まとめ④

● 常に薬物の影響・離脱を考えよう

### 救急センター長 "Dr.有吉" のひとこと

**セキュリティ対策も必要です**

残念ながら精神疾患に限らず暴力的な患者さんは存在します．トリアージカウンターに非常用ベルと防犯カメラの設置は必須です．危険かな？　と不安を感じたら，最初から医師や守衛さん，受付事務の方などを呼び，複数名で対応するようにしましょう．

### 参考文献

1) Sood TR, et al. Evaluation of the Psychiatric patients. Emerg Med Clin N Am. 2009; 27: 669-83.
2) Riba M, et al. Medical clearance: Fact or fiction in the hospital emergency room. Psychosomatics. 1990; 31: 400-4.
3) Sood TR, et al. Evaluation of the Psychiatric patients. Emerg Med Clin N Am. 2009; 27: 669-83.
4) Young JL, et al. Psychiatric considerations in patients with decreased levels of consciousness. Emerg Med Clin N Am. 2010; 28: 595-609.
5) 市村篤. 昏迷患者への対応: 日本臨床救急医学会: 救急医療における精神症状評価と初期診療PEECガイドブック. 第1版. へるす出版. 51-8.
6) Gairin I, et al. Attendance at the accident and emergency department in the year before suicide: retrospective study. Br J Psychiatry. 2003; 183: 28-33.
7) Authier N, et al. Benzodiazepine dependence: focus on withdrawal syndrome. Ann Pharm Fr. 2009; 67: 408-13.

## 2章 実践トリアージ！ 臨床推論トレーニング

**コラム**  **Dr. 柳井のワンポイントレクチャー**

# 過換気の落とし穴

　車いすに乗せられ，青い顔をした若年女性が呼吸苦と手足のしびれを訴えてやってきました．呼吸回数は30回/分，$SpO_2$は97％．手を見れば，おぉ，これが噂の助産婦手位！　過換気症候群ですね，と診断を下しそうになったアナタ．ちょっと待ってください．実は，過換気症候群には明確な診断基準がありません．一点買いで確定診断できる疾患ではなく，他の類似の症候を示す疾患をすべて除外したうえで診断できる「除外診断」なのです．

　過換気症候群と判断する最大の根拠は頻呼吸でしょう．ちなみに，成人の正常の呼吸回数は20回/分以下，だいたい12〜20回/分といわれています．これを超える頻呼吸をみた場合，低酸素や代謝性アシドーシスの代償として二次的に起こっている可能性をまず考えなければなりません．代償の頻呼吸である場合，原因が解除されなければいつか限界がきます．

　敗血症診断の手がかりとして提唱されているqSOFAの3項目のひとつは頻呼吸です（コラム「敗血症」p.48参照）．院内急変の予測因子としても，頻呼吸は重要とされています[1]．

　頻呼吸を呈する疾患と，過換気の患者さんをみたときの聴取ポイントを表に示しました（**表1，2**）[1, 2]．これらを除外できて初めて過換気症候群の診断にたどり着くことができるのです．つまり，トリアージで過換気症候群と決めつけるのは危険ということ．詳細な診察や場合によっては検査も必要ですし，落ち着いてくるか，悪化するか時間経過を見ることも大事です．「せいてはことを仕損じる」ですね．

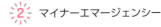

## 表1 … 過換気の患者をみたときの聴取ポイント

| 誘因, 程度, 持続時間, 随伴症状 | 咳, 血痰, 発熱, 動悸, 胸痛, 眼前暗黒感など |
|---|---|
| 現在の症状 | 手足の麻痺やしびれの有無, 不安や恐怖感, 体動や労作での悪化の有無 |
| 既往歴 | 呼吸器疾患（気管支喘息, 慢性閉塞性肺疾患, 気胸）心疾患, 悪性腫瘍, 血栓塞栓症, 最近の手術, 最近の感染症, 最近の外傷 |
| 家族歴 | 血栓塞栓症 |
| 内服薬 | アスピリン, NSAIDs, 抗凝固薬 |
| 生活歴 | 日常生活でどれくらい動いているか, 最近の長距離旅行の有無, 一酸化炭素曝露の可能性 |

出典：Richard MS, et al. Hyperventilation syndrome. UpToDate Inc. https://www.uptodate.com（Accessed on June 09, 2019）.

## 表2 … 過換気の原因

| 肺疾患 | 気胸・肺塞栓・肺炎・気管支喘息・慢性閉塞性肺疾患・上気道狭窄・間質性肺炎・肺線維症・高度障害 |
|---|---|
| 心血管系疾患 | 急性冠症候群・心不全・不整脈・各種ショック |
| 代謝異常 | 代謝性アシドーシス（糖尿病やアルコールによるケトアシドーシス, 乳酸アシドーシス, サリチル酸中毒, メタノール中毒, 一酸化炭素中毒, 腎不全）・高カルシウム血症・低血糖 |
| 内分泌疾患 | 甲状腺機能亢進症・褐色細胞腫 |
| 神経疾患 | 中枢神経腫瘍・脳卒中 |
| その他 | 敗血症・肝不全・妊娠・不安・パニック発作・疼痛 |

出典：Richard MS, et al. Hyperventilation syndrome. UpToDate Inc. https://www.uptodate.com（Accessed on June 09, 2019）.

### 参考文献

1) Cretikos M, et al. The objective medical emergency team activation criteria: a case-control study. Resuscitation. 2007; 73: 62-72.
2) Richard MS, et al. Hyperventilation syndrome. UpToDate Inc. https://www.uptodate.com（Accessed on June 09, 2019）.

# おわりに

## 楽屋に帰ろう

　映画『ラ・ラ・ランド』（2016）に登場人物たちが舞台から楽屋へ，また楽屋から舞台へと案内される印象的なシーンがあります．北山修（フォーク歌手，精神科医）の言葉を思い出しました.

──「人生は舞台で，人間は役者だ．常日頃，誰しも自分の役割を演じている．誰しも素の自分をさらけ出す場所と時，すなわち楽屋が必要である」

　われわれの現場でも同じです．目標が明確で決断力のある管理職，優しく頼りがいのある中堅，真面目で熱心な新人．われわれは自分の役割を演じます．そして北山によれば，メンタルに異常をきたす人は舞台と楽屋の区別がついていないのだそうです.

──「いい人のふりをしていると，本当にいい人になれるんですよ」

　ERの旗手である寺澤秀一先生の言葉は含蓄があります．役も徹底すれば本物になれるのです.

　でも，中には役を演じきれないときもあります.

　あなたが今の仕事に耐え切れないと感じていれば，一旦舞台を降りて楽屋へ帰ることをお勧めします．日常の中でささやかでもいいから楽屋を持っておくこと．そして，そこに帰ることを躊躇しなくてもいい．次の出番は必ず来ます.

　『ラ・ラ・ランド』の終盤，起こるはずだったもう一つの人生がフイルム上で走馬灯のように駆け巡ります．どちらの人生も正解です.

2019年8月　有吉孝一

# 索引

## 数字

3ヵ月未満の発熱 ····················· 153

## 欧文

AAD（Acute Aortic Dissection）··· 99
ABCD 評価 ······························· 20
ACS（Acute Coronary Syndrome）
 ······································· 99, 102
ADD リスクスコア ···················· 104
Alvarado score ······················ 131
Aortic dissection detection risk
 score ································· 104
A 群 β 溶連菌感染症 ·················· 96
Bell 麻痺 ······························· 217
CAM-ICU ························ 165, 166
Canadian CT Head Rule ·········· 180
common disease ··················· 9, 10
COPD ·································· 110
CRT（Capillary Refill Time）········ 29
DELIRIUM ····························· 166
FN ········································ 43
HEARTS ································· 82
HELLP 症候群 ························· 196
Hib ワクチン ·························· 148
HINTS ···································· 76
JTAS（Japan Triage and Acuity
 Scale）·································· 6
MASCC スコア ························· 45
modified Wells critena ············· 115
OESIL risk score ····················· 88
OPQRST ························· 24, 127

PAT ······································ 29
PE（Pulmonary Embolism）········· 99
PECARN rule ························· 180
PERC rule ····························· 116
PNES ···································· 249
POUND ·································· 66
Primary Survey ····················· 176
quick SOFA（qSOFA）···· 40, 48, 49
red flag ·································· 10
RS ウイルス ··························· 153
SAH（Subarachnoid hemorrhage）
 ············································ 63
Secondary Survey ··················· 176
SFSR ································ 88, 89
simplified Geneva criteria ········· 115
SIRS ······························ 49, 150
SOFA（Sequential〈Sepsis-Related〉
 Organ Failure Assessment）····· 50
SV（Y）NCOPE ···················· 81, 82
TICLS ···································· 28
Wells criteria ························· 116

# 和文

## あ

悪性腫瘍 …………………… 235
アッペ …………………… 136
アドレナリン …………………… 226
アナフィラキシー …………………… 226
アルコール …………………… 244
　——離脱 …………………… 253
アンダートリアージ …………………… 12

## い

意識障害 …………………… 51
異所性妊娠 …………………… 131
市川光太郎 …………………… 5, 158
胃腸炎 …………………… 130, 138
一過性黒内障 …………………… 203
咽頭痛 …………………… 92, 93
インフルエンザ …………………… 148

## う・え・お

ウェルニッケ脳症 …………………… 52
壊死性筋膜炎 …………………… 229, 230
円靱帯痛 …………………… 193
嘔気 …………………… 137
嘔吐 …………………… 137
悪寒 …………………… 41
オタワ SAH ルール …………………… 64

## か

開口障害 …………………… 94
外耳炎 …………………… 214

外耳道異物 …………………… 220
外傷 …………………… 176
　——患者 …………………… 176
解剖学的評価 …………………… 176
開放骨折 …………………… 183
化学性角結膜損傷 …………………… 206
過換気 …………………… 256
角膜潰瘍 …………………… 200
カフェイン …………………… 67
眼科 …………………… 200
眼窩底骨折 …………………… 183
眼窩蜂窩織炎 …………………… 200, 207
眼球破裂 …………………… 208
感染症 …………………… 38, 164
感染性発疹 …………………… 232
感染対策 …………………… 17
感染予防（策） …………………… 19, 46
嵌頓包茎 …………………… 243
顔面神経麻痺 …………………… 216

## き

キーゼルバッハ部位 …………………… 212
起坐呼吸 …………………… 114
急性冠症候群 …………………… 99
急性喉頭蓋炎 …………………… 95, 97
急性大動脈解離 …………………… 99
急性虫垂炎 …………………… 136
胸痛 …………………… 99
起立性低血圧 …………………… 85
緊急疾患 …………………… 9, 10
緊張性気胸 …………………… 99

# 索引

## く・け

空気感染予防策 ……………………… 225
くも膜下出血 ……………………… 63
憩室炎 ……………………………… 128
頸髄損傷 …………………………… 182
痙攣 ………………………………… 81
血圧 ………………………………… 30
血液培養 ……………………… 41, 123
血尿 …………………………… 125, 236
結膜炎 ……………………………… 205

## こ

誤飲 ………………………………… 160
高血圧 ……………………………… 57
虹彩炎 ……………………………… 208
高齢者 ………………………… 34, 162
　　——の意識障害 ………………… 55
誤嚥 ………………………………… 160
呼吸困難 ……………… 109, 112, 116
呼吸数 ……………………………… 109
鼓膜損傷 …………………………… 220
コンタクトレンズ ………………… 205

## さ

最後の晩餐方式 …………………… 15
酸素投与 …………………………… 109

## し

子癇前症 …………………………… 195
ジギタリス ………………………… 142
子宮外妊娠 ………………………… 192
子宮底 ……………………………… 189

## 

自殺未遂 …………………………… 250
四肢浮腫 …………………………… 114
耳痛 …………………………… 94, 214
失神 ………………… 80, 84, 170
耳鼻科 ……………………………… 211
縮瞳 ………………………………… 54
手指衛生 …………………………… 18
常位胎盤早期剥離 ………………… 192
消化管出血 ………………………… 86
硝子体出血 ………………………… 208
小児 …………………………… 28, 145
小児 SIRS ………………………… 151
食道破裂 …………………………… 105
心因性非てんかん性発作 ………… 249
心筋梗塞 …………………………… 92
心血管性失神 ………………… 83, 84
心原性失神 ………………………… 171
診断学 ……………………………… 27
心電図 ………………………… 100, 141
心不全 ……………………………… 110

## す

膵炎 ………………………………… 128
髄膜炎 ……………………………… 148
頭痛 …………………………… 62, 69
ステロイド ………………………… 218

## せ

性器出血 ……………………… 190, 193
精神科 ……………………………… 244
精神疾患 …………………………… 142
精神的昏迷状態 …………………… 248

261

| | | | |
|---|---|---|---|
| 精巣捻転 | 238 | 椎体炎 | 122 |
| 生理学的評価 | 176 | | |
| 前失神 | 71 | **て・と** | |
| 喘息 | 110 | 低体温 | 174, 175 |
| 前房出血 | 208 | 寺澤秀一 | 36 |
| せん妄 | 166 | 伝染性単核球症 | 97 |
| 戦慄 | 41 | 転倒 | 169 |
| 前立腺肥大 | 235 | 糖尿病ケトアシドーシス | 134 |
| | | 頭部外傷 | 169 |
| **た** | | 特発性食道破裂 | 99 |
| 第一印象 | 20 | 突然発症 | 25 |
| 体温 | 30 | トリアージ | 2, 5 |
| 帯状疱疹 | 224 | | |
| 大動脈解離 | 58, 103, 120 | **な・に** | |
| 大動脈瘤 | 120 | 内服薬 | 88 |
| 胎盤剥離 | 197 | 難聴 | 219 |
| 脱水 | 156 | におい | 60 |
| ダンガル | 11 | 乳様突起炎 | 215 |
| 胆石 | 128 | 尿管結石 | 125, 128, 242 |
| 胆嚢炎 | 128 | 尿路感染症 | 168, 235 |
| | | 妊婦 | 188, 194, 199 |
| **ち・つ** | | ——の腹痛 | 191 |
| 中耳炎 | 214 | | |
| 中心性頸髄損傷 | 182 | **ね・の** | |
| 虫垂炎 | 131, 193 | 熱中症 | 174 |
| 中枢性めまい | 70 | 脳卒中 | 217 |
| 腸重積 | 157 | 脳卒中のFAST | 55, 56 |
| 腸閉塞 | 138 | | |
| 腸腰筋膿瘍 | 122 | **は** | |
| 鎮痛薬 | 67 | 肺炎 | 168 |
| 椎間板炎 | 122 | 肺炎球菌ワクチン | 148 |
| 椎骨脳底動脈解離 | 75 | 敗血症 | 48 |

# 索引

肺血栓塞栓症 …………………… 114
肺塞栓症 …………………………… 99
ハイリスク患者 ………………… 13
発熱 ………………………… 38, 42, 46
発熱性好中球減少症 …………… 43
歯の完全脱臼 …………………… 184
板状硬 …………………………… 129
反跳痛 …………………………… 129

## ひ
ピーター・ローゼン …………… 37
鼻腔異物 ………………………… 213
鼻出血 …………………………… 211
泌尿器科 ………………………… 234
皮膚科 …………………………… 222
頻脈 ……………………………… 22

## ふ
不機嫌 …………………………… 157
腹痛 ………………………… 126, 135
ブドウ糖 ………………………… 52
フルニエ壊疽 …………………… 241

## へ・ほ
閉塞性腎盂腎炎 ………………… 122
蛇咬傷 …………………………… 186
ベンゾジアゼピンの離脱症状 …… 254
蜂窩織炎 …………………… 228, 229
膀胱タンポナーデ ……………… 234

## ま・み
末梢性顔面神経麻痺 …………… 217

末梢性めまい …………………… 70
マムシ咬傷 ……………………… 185
慢性硬膜下血腫 ………………… 246
脈拍数 …………………………… 46

## め・も
めまい ………………… 70, 73 76 79
免疫獲得情報 …………………… 233
網膜中心動脈閉塞症 …………… 202
網膜剥離 ………………………… 207
問診 ……………………………… 26

## や・よ
薬疹 ……………………………… 231
薬物乱用性頭痛 ………………… 67
腰痛 ………………… 118, 123, 125

## ら・り
ラ・ラ・ランド ………………… 258
卵巣出血 ………………………… 237
卵巣捻転 ………………………… 237
流産 ……………………………… 192
良性発作性めまい ……………… 70
臨床推論 ………………………… 10

アンダートリアージを回避せよ！　アセスメントスキルがぐんぐん高まる
トリアージナースのための臨床推論トレーニングブック

2019 年 10 月 1 日　第 1 版第 1 刷 ©

監著 ················· 有吉孝一　ARIYOSHI, Koichi
発行者 ············· 宇山閑文
発行所 ············· 株式会社 金芳堂
　　　　　　　　〒 606-8425 京都市左京区鹿ヶ谷西寺ノ前町 34 番地
　　　　　　　　振替　01030-1-15605
　　　　　　　　電話　075-751-1111（代）
　　　　　　　　http://www.kinpodo-pub.co.jp/
組版 ················· 株式会社 グラディア
印刷・製本 ······· 株式会社 サンエムカラー

落丁・乱丁本は直接小社へお送りください．お取替え致します．

Printed in Japan
ISBN978-4-7653-1792-4

**JCOPY** ＜（社）出版者著作権管理機構 委託出版物＞
本書の無断複写は著作権法上での例外を除き禁じられています．複写される
場合は，そのつど事前に，（社）出版者著作権管理機構（電話 03-5244-5088,
FAX 03-5244-5089, e-mail: info@jcopy.or.jp）の許諾を得てください．

●本書のコピー，スキャン，デジタル化等の無断複製は著作権法上での例外
を除き禁じられています．本書を代行業者等の第三者に依頼してスキャンや
デジタル化することは，たとえ個人や家庭内の利用でも著作権法違反です．